心理自疗课

The Sleep Book
How to Sleep Well Every Night

安睡手册

重获好眠的 5 周课程

著　［英］Guy Meadows

译　苑成梅　葛方梅　李静茹　许珊珊

上海科学技术出版社

图书在版编目（CIP）数据

安睡手册：重获好眠的5周课程 / （英）盖·梅多斯
（Guy Meadows）著；苑成梅等译. -- 上海：上海科学
技术出版社，2021.8（2023.4重印）
（心理自疗课）
书名原文：The Sleep Book: How to Sleep Well
Every Night
ISBN 978-7-5478-5414-3

Ⅰ. ①安… Ⅱ. ①盖… ②苑… Ⅲ. ①睡眠障碍—治
疗 Ⅳ. ①R749.7

中国版本图书馆CIP数据核字(2021)第127507号

First published in English under the title
The Sleep Book: How to Sleep Well Every Night by Dr. Guy Meadows
Copyright © 2014 by Guy Meadows
Illustrations by Pola Gruszka

上海市版权局著作权合同登记号　图字：09-2020-752号

安睡手册：重获好眠的5周课程
著　［英］Guy Meadows
译　苑成梅　葛方梅　李静茹　许珊珊

上海世纪出版（集团）有限公司
上 海 科 学 技 术 出 版 社　出版、发行
（上海市闵行区号景路159弄A座9F-10F）
邮政编码 201101　www.sstp.cn
上海盛通时代印刷有限公司印刷
开本 787×1092　1/16　印张 10
字数 170千字
2021年8月第1版　2023年4月第2次印刷
ISBN 978-7-5478-5414-3 / R·2337
定价：48.00元

本书如有缺页、错装或坏损等严重质量问题，请向工厂联系调换

睡眠学校来访者评价

经历了长达四十年的失眠，我很高兴在睡眠学校学习了可以让我重获好眠的这个课程。它奇妙而有效。我相信它终将得到广泛认可。

大卫（英国）

我会向所有与失眠斗争的人推荐盖·梅多斯（Guy Meadows）博士和睡眠学校。他很专业，是学术专家，但他的课程很容易理解。我相信如果你坚持，疗效会是持久的。

苏西（澳大利亚）

上个月我和盖·梅多斯博士待在一起的时间，是我长久以来最有价值的一次投资！他教的正念和接纳技巧，不仅提高了我的睡眠质量和时间，还从根本上改变了我应对生活的方式。现在当我上床睡觉时，几分钟我就睡着了。虽然我晚上还会醒几次，但很快又能睡着。感谢他让我的生活更充实！

雷切尔（英国）

两年前，当我开始失眠时，我认为没有人能帮助我战胜它，直到我接触了睡眠学校。它教我的技术帮助我理解失眠没有什么可害怕的，最重要的是它理解我当时的感受，尽管这看起来没有人能够做到。现在，我的睡眠好多了，又过上了自己的生活。

玛丽亚（智利）

我已经断断续续失眠 3 年了，在过去的 12 个月里，情况尤其糟糕。现在我已经没有再失眠了，而且过得更专注、更放松、更快乐。如果你也有失眠，我强烈推荐盖·梅多斯博士。重新享受以往的生活真的很神奇。我觉得自己又是一个正常人了！

海伦娜（英国）

太成功了！刚开始学习课程的时候，我不知道会发生什么。然而，盖·梅多斯博士向我展示了一种全新的理解和应对失眠的方式。这种新的观点，再加上合乎逻辑的方法，使我的睡眠得到了极大的改善！

山姆（英国）

首先，我想感谢盖·梅多斯博士付出的时间、努力和精力，帮助我回到正轨，重新给予我生活的目标和意义。如今，我几乎每天晚上都能睡着，不再睡眠不足。在我开始新工作之后，我的睡眠变得越来越糟。但是我重读了所有的笔记，更加规律地开始练习，不知不觉，我又睡好了。我的焦虑情绪也戏剧性地减少了。当我感觉有点焦虑，我做的第一件事就是观察它。因为我不再害怕，所以它很快就消失了，我也不会觉得不知所措。

亨利（加拿大）

当第一次去睡眠学校的时候，我已经厌倦了生病和疲劳。我每晚只睡两三个小时。现在我晚上大多睡七八个小时。最近 6 个月，我都没有请过病假。这个课程让我的睡眠重回正轨，也改变了我的观点，并且让冥想成为我日常生活的一部分。我向正在遭受失眠痛苦的人推荐它。

杰西卡（英国）

我人生中的大部分时间都在遭受失眠的折磨，我曾以为自己注定要失败，所以睡眠学校对我来说是最后一搏。起初，我没有抱有很高的期望。但在最先的三周里，我睡得比任何时候都好，这完全归功于非常实用、简单和切实可行的课程。我觉得我现在已经重新掌控了生活中很重要的一部分。十分推荐盖·梅多斯博士。

西蒙（英国）

我会把睡眠学校推荐给深受失眠之苦的人——它真的可以帮助你找回生活。谢谢盖·梅多斯博士，你是我的救世主。

凯瑟琳（英国）

　　首先我要感谢盖·梅多斯博士的支持和帮助。我曾以为自己再也睡不好了。而我现在睡得更好了，尽管偶尔会有"糟糕的夜晚"，但没有像以前那样影响我。正念练习给了我慢下来并珍惜当下的机会，而不是让思维快速运转并在脑中创造出不真实的情景。

阿齐兹（英国）

内容提要

睡眠问题形式多样，包括入睡困难、频繁觉醒、过早觉醒等，在人群中普遍存在。长期的睡眠问题不仅会损害躯体健康，伴随的焦虑、恐惧等情绪问题也会对心理健康产生不良影响，降低生活质量。

本书是由英国睡眠问题专家、睡眠学校（The Sleep School）创办者盖·梅多斯（Guy Meadows）博士撰写的自助图书，旨在帮助饱受睡眠问题困扰的人改善睡眠状况，回归正常生活。

本书提供基于接纳和承诺疗法（acceptance and commitment therapy，ACT）的基本理念开发的 5 周无药物的睡眠改善课程，能帮助失眠者打断睡眠障碍的恶性循环，重建健康的睡眠模式。ACT 是目前国内外心理治疗领域常用的方法之一，主要技巧包括正念、觉察、接纳等。实践证明，ACT 非常适合治疗失眠问题且疗效确切。完整学习 5 周课程并加以练习，能帮助失眠者重拾自然入睡的信心，构建适合自己的睡眠模式，重新拥有良好的睡眠。

本书适合任何有睡眠问题的人阅读，同时能为他们的家人、朋友，以及精神科医生、心理治疗师等专业人员提供帮助。

译者

苑成梅　　葛方梅　　李静茹　　许珊珊

翻译团队

上海市精神卫生中心临床心理科睡眠障碍诊治中心

　　上海市精神卫生中心临床心理科成立于 1988 年，采用系统式整合治疗模式治疗与心理因素密切相关的精神／心理障碍，开展心理治疗与生物学治疗（药物治疗、物理治疗等）相结合的个体化综合性干预，并以心理治疗为特色，在全国享有盛誉。上海市精神卫生中心临床心理科睡眠障碍诊治中心成立于 2019 年，主要承担睡眠障碍及相关疾病的监测、诊断、治疗，可满足住院及门诊不同患者的需求，并可实现远程教学、查房、视频交流等。上海市精神卫生中心临床心理科睡眠障碍诊治中心正积极打造集临床、科研、教学于一体的资源共享平台，致力成为精神心理领域解决睡眠问题的示范单位。

作者

盖·梅多斯：博士，睡眠学校（The Sleep School）创办者，睡眠生理学家，于英国伦敦帝国学院获博士学位。在超过 12 年对睡眠的研究和工作中，成功帮助了上千名来访者，花费超过 12 000 小时的时间，在诊所、工作坊和静修环境中治疗失眠患者。梅多斯博士管理睡眠学校已经超过 8 年。

盖·梅多斯博士毕业于英国格拉摩根大学并获得一等荣誉学士学位。在取得博士学位之前，在英国伦敦国王学院获得人类与应用生理学硕士学位（卓越级）。在伦敦帝国学院攻读博士期间，在皇家布朗普顿和查令十字医院的睡眠研究实验室工作，研究睡眠对人类大脑调节功能的影响。

盖·梅多斯博士是英国第四频道晚间电视直播节目的常驻专家，致力于帮助人们获得良好的睡眠。

中文版序

　　人生的 1/3 是在睡眠中度过的，但为什么要有睡眠，睡眠和觉醒怎样调节，仍然是不解之谜。睡眠是高度保守的本能行为，能消除疲劳、恢复体力、清除大脑代谢废物、稳定情绪、增强免疫力，是生长发育、巩固学习记忆、维持敏捷思维的重要保证。

　　在人类数千年的历史中，人们日出而作，日落而息，自然、和谐的生活方式让我们的先人享受良好睡眠的快乐。但是，随着工业化社会进程的加快，社会竞争、工作压力、人口老龄化加剧，全球目前有 1/3 的人存在睡眠问题。在我国，长期睡眠异常的患者近 4 亿，近 60% 青少年存在睡眠不足甚至有的已经达到严重不足的程度。长期睡眠障碍会带来严重的躯体和精神疾病，如糖尿病、高血压、心脑血管疾病、抑郁、焦虑和精神异常等。睡眠障碍已成为日益严重的社会和医学问题。

　　改善睡眠，需要正确的观念、科学的方法、专业的团队与合适的手段。知名临床心理学家、上海市精神卫生中心临床心理科睡眠障碍诊治中心主任苑成梅博士在失眠的心理治疗方面做了大量杰出的工作，长期致力于睡眠障碍的临床诊疗、科学研究、患者教育和科普工作。苑主任及其团队翻译的《安睡手册：重获好眠的 5 周课程》有别于传统的失眠认知行为疗法，在改变患者对待失眠及其相关感觉、情绪和观念等方面有独到的见解；与正念技术相结合，能为患者回归正常睡眠提供新思路和新方法。期待本书既能帮助失眠患者早日解除痛苦，也能为睡眠科研人员、临床工作者提供有益参考。

　　健康睡眠，幸福之源。祝愿各位读者"白天有说有笑，晚上睡个好觉"，健康快乐每一天！

黄志力

复旦大学脑科学研究院教授，药理学系主任

中国睡眠研究会理事长

《中国临床药理学与治疗学》主编

2021 年 7 月

中文版前言

在我的临床工作中，每天都会遇到各种各样的失眠患者，他们的症状表现可能有所不同，但有一点是共通的——执着于睡觉。"睡觉"似乎成了他们人生中的头等大事，相应的，"睡不好觉"也就成了世界上最可怕的事。对于很多失眠者来说，他们耗费了大量的时间与精力，长年累月与失眠斗争，筋疲力尽却收效甚微。

每天，我都需要反复跟我的来访者强调："睡眠和吃饭一样，是人的本能，是最自然不过的事情，您之所以睡不着，是因为发生了干扰自然睡眠的事。我们要做的不是控制睡眠，而是回归自然睡眠。"道理虽然简单，做起来却不容易。来访者往往对我说"我什么方法都试过了，但是没有用""如果睡不好觉，我的身体会吃不消，有什么办法能让我一觉睡到天亮""以前，我有很多兴趣、爱好，现在睡不好，我怕身体吃不消，这些都不做了""因为睡不好觉，我已经请病假休息在家了"。每当这个时候，我都会想，来访者需要一本通俗易懂、便于操作的科普图书，手把手教他们放弃控制，接纳现状，以放松的心态面对失眠，用科学的方法应对失眠，从而逐步回归自然睡眠。

感谢上海科学技术出版社的编辑和我一起找到了这本《安睡手册：重获好眠的5周课程》，它不仅适用于失眠患者，也适用于睡眠相关工作者。本书以接纳和承诺疗法（acceptance and commitment therapy，ACT）为基础，通过5周的系统课程，教会读者逐渐放弃挣扎着去控制和避免失眠（因为这样只会让大脑更警觉），转而接纳暂时睡不着的现状，允许纷繁复杂的思绪和沮丧不安的情绪出现，而不是试图回避和去除它们。同时，它也教授读者积极地选择有助于大脑、身体和情绪放松的行为（而不是让自己更紧张的行为），建立全新的睡眠模式，从而把自己逐渐培养成一个可以正常睡眠的人，让生活继续。

除了引导改变观念，本书还会教授具体的应对技巧。当焦虑和痛苦来临时，正念地观察，"活在当下，有意识地去观察发生了什么，选择如何回应那些经历，而不是被习惯性反应所驱使"；练习关注自己的感受、想法，专注于呼吸、感觉和冲动，专注于日常生活。

在这本书即将出版之际，诚挚地感谢上海科学技术出版社对本书的建设性建议和细致编辑；感谢翻译团队其他成员——葛方梅、李静茹和许珊珊，是你们的热情、认真与努力，保证了翻译的准确与流畅，姑娘们，我为你们喝彩！

最后，祝我的读者夜夜好眠，幸福安康！

苑成梅

2021 年 7 月 12 日

致谢

　　我要感谢所有的来访者，这么多年来我从他们身上学到了很多。感谢商业伙伴艾德对我的帮助，他为创办睡眠学校做了鼓舞人心的工作，付出了不懈的努力。感谢普拉绘制了令人惊叹的插画。感谢俄里翁坚信这个课程的潜力。感谢 ACT 团队的每个人，他们参与研发了这样一种卓有成效的治疗方法。感谢雅克的精彩编辑。感谢安琪拉的反复校对。感谢其他团队成员为工作付出的努力，尤其是简和艾玛。感谢我的母亲一直以来对我工作的支持。最后，非常感谢我的妻子凯瑟琳给予我无尽的爱、支持和鼓励，以及我的孩子们，蕾拉和阿尔菲，他们让我更了解自己。

目录

概论

睡眠学校的失眠治疗

人们是如何入睡的？恐怕我失去了这种能力。

——多罗西·帕克

如果你问睡眠良好的人是如何入睡的，他们很可能会耸耸肩并回答："什么也没做。"他们仅是把头枕在枕头上，如果睡醒了，就翻个身、喝口水或者去一下卫生间。他们没有多想就睡着了。

如果你问失眠的人是如何入睡的，他们会给你列一份长长的、详尽的清单，告诉你他们在白天和晚上都做了什么，在睡前是如何放松的，然而他们依旧睡不着。

这看上去并不公平，是吗？事实是，如果失眠患者仅按照建议去治疗，通常是不会起作用的。因为主流方法仅在于做点什么——聚焦于如何通过改变生活中的事去摆脱失眠。首先，这正是你作为失眠患者想要听到的，因为你想要从失眠的痛苦中解脱，不受失眠的困扰。其次，很多关于改变生活的建议听上去都是很正确的事，比如戒掉咖啡和酒，不要熬夜，在上床前使用放松技巧让自己逐渐平静下来，但结果是在无意中增加了对失眠的关注成了失眠的基础。

睡眠成了需要完成的事，而不是睡眠本身了。睡觉对于睡眠正常的人毫不费力。但如果采纳了很多改善失眠的建议后依旧睡不着，你将感到困惑、挫败、失望和焦虑。这一切将让你更加清醒。

你很可能被告知，如果能够屏蔽想法、摆脱焦虑的感觉、控制心脏的跳动，你将更放松并且容易入睡。但事实上，虽然这些事情确实让人更难入睡，但它们不是问题所在，努力想睡着才是问题所在。

想想你彻夜都在挣扎，想入睡却睡不着，反而在闹钟快响的时候睡着了。当询问失眠患者为什么在那个时间点睡着了，他们会说，反正整个晚上都毁了，也就放弃挣扎了。虽然上述经历令人沮丧，但对探索失眠的原因却极具启发性。

我从失眠患者和自己的失眠经历中总结出的一点是：如果把生活重心放在摆脱失眠上，那么可能会适得其反地深陷在失眠中。

良好的睡眠来自什么也不做，仅是上床，把头枕在枕头上。重获良好睡眠的秘密是重新学习如何精准地做到什么也不做。

基于拥有良好睡眠的人什么也不做这个知识点，我们开发了为期 5 周的可以快速改善睡眠的课程。我们相信睡眠不是一件难事。

我们将告诉你如何停止挣扎，面对阻碍你入睡的东西，再次拥有高质量的规律睡眠并且重新享受以往的生活。如果想要睡得好，你需要像正常人一样去睡觉。睡眠学校为期 5 周的课程将告诉你：

- ○ 什么也别做——停止挣扎。
- ○ 别再想尽办法入睡。
- ○ 注意观察自身的感觉和想法，不去评判。
- ○ 变得更注重当下且活在当下。
- ○ 接纳担心和害怕，与之共处。
- ○ 建立全新的睡眠模式。
- ○ 晚上躺在床上，享受夜晚的休息。
- ○ 变成睡眠正常的人。
- ○ 保持良好的睡眠。

你可能会问，如果这很简单，为什么需要遵循特定的方案？我将在本书的后面解释：无论是在实践的、情感的还是精神的层面上，人类会有计划地去寻找感知到的问题的解决方法，但是我们不能用这种方法治疗失眠。我们需要理解大脑是怎样工作的，大脑是怎样睡眠的，进而，我们可以使用心理上和情感上的技能，比如觉察和接纳，而不是创造完美的睡眠环境或依靠一套特定的放松技术。毕竟我们不会总是睡在同一张床上或者每天晚上都能沐浴在薰衣草的香味中。尽管如此，我们还是想睡着。这就是本课程的不同之处——关于如何重新成为睡眠正常的人。

本书适用于那些为了一夜好眠而努力的人，无论是入睡困难、睡眠质量不佳或早醒。不论失眠是由睡眠紊乱的疾病导致的，还是心理问题引起的，本书都将为你提供一种解决失眠问题的全新思路。无论是失眠4天还是40年，只要按照睡眠学校的课程，你都能显著改善睡眠质量。

睡眠学校的课程是一种高效的百分百自然的方法，可以让你在5周后拥有更好的睡眠。

仅是迈出理解失眠这第一步，你就会感觉更好、更有活力。在接下来的几周中，遵循本课程，你将会发现自己的睡眠得到明显改善。重要的是要记住这是一个温和的过程，让睡眠自然而然，勉强只会让它变得更糟。

我们已经帮助上千名失眠患者戒除药物并拥有良好的睡眠，相信一样可以帮到你。

　　当深陷失眠的深渊时，你很难自己想办法解决。睡眠学校让我安心，帮助我停止思考失眠这件事，这是处理问题的第一步。我现在有改善失眠的策略和心理练习。我仍不时面对失眠发作，然而精神上赋权对我帮助很大，超过了其他任何传统的助眠方法。

马克，美国俄勒冈州

革命性的新方法

睡眠学校使用的关键工具是接纳和承诺疗法，简称ACT。这是革命性的、有循证依据的心理学工具，它确认了是我们自身的挣扎以及对痛苦和折磨的反应使情况变得更糟。ACT提升了心理上的灵活性、开放性和好奇性，而不是与消极的想法和感觉作斗争。我们学习观察、接纳和顺其自然。

睡眠学校率先将其应用于改善慢性病患者的睡眠，因为它符合我们的认识：对失眠的挣扎加剧了失眠。传统的失眠治疗方法，如认知行为疗法（简称CBT），无益地聚焦于摆脱与睡眠不佳相关的症状。CBT的重点是屏蔽或者挑战想法，或者消除焦虑感。然而，当与睡眠作斗争时，这些想法和感觉会以更高的数量和频率反击。你的精力也在不经意间投入到摆脱不想要的东西上，而不是投入到"睡觉"这件你真正想要做的事上。

ACT 模式认为，想要摆脱与失眠相关的痛苦和折磨是完全自然的。没有人愿意彻夜难眠，而在白天筋疲力尽。然而，这意味着挣扎着去控制和避免失眠实际上最终会使情况变得更糟。如果听到"接纳"这个词让你认为我希望你让步于失眠，你是对的，但不是用你认为的那种方式。

屈从是一种消极的状态，包括待在原地和什么也不做，这不是我的建议。接纳是一种积极的行为，是自觉地选择什么也不做，因为它是此时此刻最有用的行动方案或解决问题的方法。睡眠学校的 5 周课程将帮助你实现这一点。

在开始之前，我想分享一下自己关于失眠的出人意料的遭遇。在那之前我已经研究睡眠很多年了，并且是个睡眠良好的人。就是这种直接而痛苦的失眠经历促使睡眠学校研发了革命性的重获好眠的方法。

对于在睡眠咨询生涯刚开始时使用的传统的改善睡眠的方法和工具，我从未有过百分百的满意，尽管它们大多是经大量研究后被开发出来的。很简单，它们不能帮助来访者达到我想要的睡眠，更重要的是，不能达到来访者自己想要的睡眠。

迫于想找出应对失眠的新方法，我决定在自己身上试验，并且研究自己的睡眠模式。作为一个睡眠良好的人，我认为我是最理想的"小白鼠"，因为我毫不费力就做到了失眠患者想要做的事。

当时我的整个生活都围绕着睡眠。白天我听来访者讲述失眠，夜晚我把全部注意力放在自己的睡眠上。我确信这将提供更好的视角。然后有一天晚上，我躺在床上突然想到："如果我失眠了怎么办？"

这是我有生以来第一次失眠，无法入睡。我试着一笑了之，希望它会过去，但其他无益的想法突然冒了出来，比如"我是那个帮别人睡觉的人，现在我睡不着了"。每一个新的想法都使我肌肉紧绷，呼吸加快。起床后，我的身体变得焦躁不安，并且之前感觉到的睡意也溜走了。

因此我不仅完全清醒了，而且还很焦虑。这让事情变得更糟。我努力保持冷静，并且运用我教授来访者的所有工具。我深深地吸了一口气，收缩和放松肌肉，试图清理思绪并告诉自己一切都会好起来的，但都不起作用。

我在凌晨才睡着，但是当醒来之后，对于失眠的恐惧仍在我的脑海中徘徊。白天我试图忽略它，让自己忙个不停，希望它会消失。但它一直伴随着我，并且，那天晚上当我把头枕在枕头上时，它被放大了。

我什么都试过了，从温水浴到热牛奶，但是每一次都失败了。我的思绪变得黑暗起来："我是睡眠专家，我应该能解决它！"在那段很短的时间里，我不仅被失眠本身钳制了，还对睡眠感到害怕。我努力让自己睡着却没能起作用。我突然意识到也许是我太努力了。

我回想了一下当睡得很好的时候自己做了什么，是怎么做的，是不是真的什么也没做。我唯一做的一件事情就是闭上眼睛——没有特别的放松程序，没在半夜起床，没有催眠的食物，当然也没有药物。我意识到如果要重新拥有正常的睡眠，我要让自己像睡眠良好的人那样做，要回归到什么也不做的状态。轻松的感觉传遍了全身，就好像允许自己退出战斗一样，我很快就恢复了正常的睡眠。

这段经历给了我很大的启发，让我换了个角度看待这个问题。我也许明白了为什么传统失眠治疗不完全有效，于是致力于开发挣脱自我斗争的改善失眠的方法。

本书提供的课程正是这些工作的亮点。该课程已经帮助上千名失眠患者拥有良好、自然且规律的睡眠，同样也可以帮到你。

5 周拥有良好的睡眠

第 1 周　觉察：为什么需要停止挣扎才能开始睡觉

睡得香甜会感觉很好，所有人都能做到一夜好眠。在这周（图 0.1），我们将学习关于失眠的常见诱因。根本点在于，越是试图摆脱它们，可能最终反而会在无意中加剧失眠。

失眠患者可以非常有创造力：大多数人都尝试过能睡着的一切办法，却什么也没有得到。在这里，我们要求你停止对失眠的挣扎并尝试使用睡眠学校的有效方法。

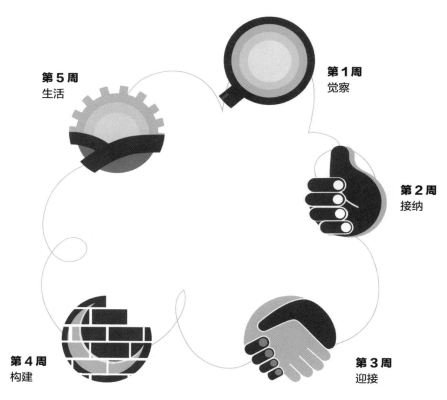

图 0.1　5 周拥有良好睡眠

第 2 周　接纳：那些无法改变的事

接纳对于失眠的挣扎是自然入睡的必要步骤。我们会解释控制和接纳的概念，并告诉你什么时候使用它以帮助自然入睡。你将学习第 1 个睡眠工具，在白天的时候多练习，并在睡不着的晚上使用它：学习如何用正念活在当下，而不是沉湎于过去或担心未来。这周我们会训练你多做观察者，而不是总纠缠在激烈的想法中。

第 3 周　迎接：思想和身体上出现的一切

当睡不着的时候，你的思想和身体会呈现出很多无用的想法、情感以及生理上的感觉和欲望。在这一周，你将学会迎接和问候它们。你将学会观察想法，选择追随哪些，而不是照单全收。同样，你也会学到如何为失眠的痛苦和不适腾出空间，而不是做无谓的挣扎并将其放大。

第 4 周　构建：新的睡眠模式

现在你已经可以接纳对失眠的挣扎并顺其自然了，这一周你将重建良好的睡眠模式。你将明确什么时候睡觉、睡多久。你会表现得像个恢复正常睡眠的人，并且在生活方式上做出更有建设性、更有效的改变。

第 5 周及以后　生活：过得充实，夜夜好眠

这一周的重点在于，以你想要的方式去生活，而不是在与糟糕睡眠的斗争中失去生活。你将了解到充实的生活实际上有助于睡眠。你将学习一些小技巧，让自己维持住步入正轨的良好睡眠。

如何使用本书

本书中的 5 周课程模仿了睡眠学校一对一的临床工作，每周将定期训练大脑以获得自然、深度、有效的睡眠。

以下的调查将帮助确定你睡眠的优缺点以及哪一周有可能更重要。目标是在每周期的那一周中，给自己足够的时间去阅读并按照训练建议去练习。有些练习可能更适合你，因而在后面的几周中，你可以按照让自己获益更多的方式去训练。

你可能急于想要立刻聚焦于第 4 周"构建"，以重建正常的睡眠模式，但更建议按照本书的顺序留到之后，先聚焦于通过改变对睡眠态度以及与睡眠的关系来改变睡眠现状。

连续阅读 5 周的所有内容对以往的来访者来说是最有效的学习方式。但是，如果有一周的内容让你感到最有收益，你可以先读完这个部分再看其他的。

我们建议每个步骤用一周的时间，事实上，最好的方案是找到适合你的节奏并坚持下去。如果你需要回顾其中几周，那么就照做，因为从长远来看，它将有助于巩固学到的内容并改善睡眠。

每周课程中都提供本周案例来帮助你思考可能经历的典型问题以及如何应对。典型案例是从已经访问过睡眠学校的人中提炼的。

本书的某些内容对你来说是全新的，有些建议将和你以往所阅读和练习的有冲突。它将帮助你以开放的心态度过每一周。

睡眠学校的失眠调查

请通读调查问卷上的简要说明，并采用下列量表评估目前的睡眠情况，了解这本书如何帮助你。

第 1 步：觉察	
我努力控制自己的睡眠质量	0 1 2 3
我尝试新的东西（例如药片、药水、规则和仪式）来改善睡眠，但是从长远来看，没有什么是有效的	0 1 2 3
我不明白为什么用来帮助入睡的东西不起作用	0 1 2 3
第 2 步：接纳	
我总是纠结于过去糟糕的睡眠质量或者担心未来的睡眠质量，很难在晚上停止飞奔的思绪	0 1 2 3
思维从一个主题跳跃到另一个主题，我总是需要在白天努力集中注意力	0 1 2 3
我意识到，我为了改善睡眠而付出的努力毫无作用	0 1 2 3

第 3 步：迎接		
我有一些消极想法，比如睡眠不好将影响生活；我也在努力摆脱它	0 1 2 3	
在努力入睡的当晚及第 2 天，我体验到强烈的情绪（如焦虑）和感觉（如"胃打结"），且不能控制	0 1 2 3	
我发现入睡时很难抗拒无益的冲动（比如看电视、吃安眠药、睡前喝点酒）	0 1 2 3	
第 4 步：构建		
为了管理睡眠，我改变了睡眠模式（比如进行长时间的放松，早睡或晚睡，睡个懒觉或者白天小憩一会儿，一个人睡或者晚上起床）	0 1 2 3	
我需要卧室环境（如光线、温度、噪声）恰到好处，否则就睡不着	0 1 2 3	
为了能够睡得好，我改变了生活方式（比如改变了饮食并且不参加社交活动）	0 1 2 3	
第 5 步：生活		
在失眠消失之前，我完全无法适应生活	0 1 2 3	
我觉得失眠对日常生活有负面影响（比如人际关系、精力、工作）	0 1 2 3	
我总是担心失眠会复发或可能会永远失眠，即使我的睡眠有所改善	0 1 2 3	

注：0，从未发生；1，偶尔发生；2，经常发生；3，总是发生。

结果

把你的分数相加，记录在这里_____。

分数反映了目前你与失眠的斗争。因此，分数越高，斗争越明显。

你的回答也反映出 5 周中的哪一部分对你来说最重要。

如果你在某一周的得分很高，你可能需要多看看那一周的内容。

当你按照本书的内容训练，并在结束后再测试一下，那么做个记录可以帮助了解自己的进步。

如果你想要获取睡眠学校对于你更个性化的失眠报告，请在线填写调查问卷（网址：www.thesleepschool.org）。

觉察

为什么需要停止挣扎
才能开始睡觉

我支持你做任何可以度过夜晚的事，无论是祈祷、镇静剂还是一瓶杰克丹尼。

弗兰克·西纳特拉

本周我们会：

- 了解 5 周的课程为何与你以前尝试过的所有方法都不一样，该课程如何使睡眠恢复正常。

- 了解失眠是如何发生的，引发失眠的特定的生活事件或因素。

- 检查开始失眠时通常会出现的心身事件。

- 了解加重失眠的 6 种常见策略以及为什么到目前为止你所做的反而可能会使失眠加重。

什么是失眠

简而言之，失眠是在睡眠上存在困难。所有人都会在生活中经历某种形式的失眠，通常是由于应激性生活事件而在短时间内睡眠不足。对于大多数人来说，一旦压力消除，睡眠就会恢复正常。但是，有 30% 的人会继续失眠，并演变成慢性失眠。

慢性失眠

定义：慢性失眠被定义为难以入睡或睡眠维持困难、过早醒来和（或）经历片段式睡眠。

日间影响：你可能无法专心做事和（或）无法集中注意力和（或）产生明显的困扰（例如在一整天里感到烦躁、焦虑、情绪低落和对自己失望）。

频率：如果每周有 3 个及以上的夜晚失眠并持续 1 个月以上，通常需要花 30 分钟及更长的时间入睡，或在夜间醒来后需要花同样的时间入睡，就被归类为"慢性失眠"。

最常见的失眠形式是心理生理性失眠，这意味着它不是单纯由任何一种心理、生理疾病或环境原因造成的，而是涉及思想、感觉、行为（心理，即思维）和躯体（如心脏、肺、大脑和神经系统）（生理，即躯体）的相互作用。过去，由于它属于原发性失调，也被称为原发性失眠。

如果睡眠障碍是由其他精神、躯体疾病或环境原因引起的，通常被称为继发性失眠。在患精神疾病（例如抑郁症或焦虑症）的人群中，有 40% 的患者共病失眠。慢性疼痛、心脏病或癌症等躯体疾病引起的也属于此类。失眠也可能在环境干扰（例如慢性噪声污染）之后发生。

在许多情况下，对疾病的治疗或解决任何环境的干扰都可能使睡眠恢复正常，虽然在某些情况下，失眠可能会超出最初的因果关系（例如慢性疼痛、抑郁症或噪声得到缓解，但失眠仍然存在）。如果阅读本书的时候你觉得自己糟糕的睡眠可能与某一疾病相关，那么我强烈建议你读这本书的同时寻求医疗帮助（如果你还没有那么做的话）。

失眠是怎样发展的

你将在本章的案例中阅读琳达的故事，它很常见，主要讲述了从睡得香到突然睡不着的过程，并困惑于如何才能更轻易睡着。填写失眠调查表后，你已经对自己的失眠状况有了很好的认识。现在，让我们了解失眠是如何开始的，更重要的是，为什么失眠似乎不会消失。图 1.1 展示了失眠是如何开始和发展的，并根据"3P"模型进行了改编。

风险

简单的事实是，我们中部分人比其他人面临更多的失眠**风险**，就像你可能有心脏病或癌症的风险一样。以下是一些也许会增加失眠可能性的事。

- 变老：随着年龄的增长，我们经常会有干扰睡眠的疾病因素，例如躯体疼痛或夜间去厕所的需求增加。
- 女性：你会有经期、更年期、孕产和哺乳期之类的潜在危害睡眠的风险因素。女性也更容易焦虑。
- 焦虑或担忧：日常生活中的事件会导致思虑过度，从而容易唤醒 / 觉醒，引发睡眠障碍。
- 抑郁：会减少（或增加）所需的睡眠量，增加早醒和睡眠中做梦的次数，从而改变睡眠的结构。
- 家族史：失眠是具有遗传性的。
- 高唤醒水平：那些精力过于旺盛、充满活力或容易兴奋的人往往会更难"关机"。
- 遗传易感性：指任何在清晨（如云雀）或夜晚（如猫头鹰）状态最好并相应地适应了这种生活的人。
- 社会经济地位低：收入和教育水平较低、职业和住房方面机会较少的人总是暴露在持续的压力之下。

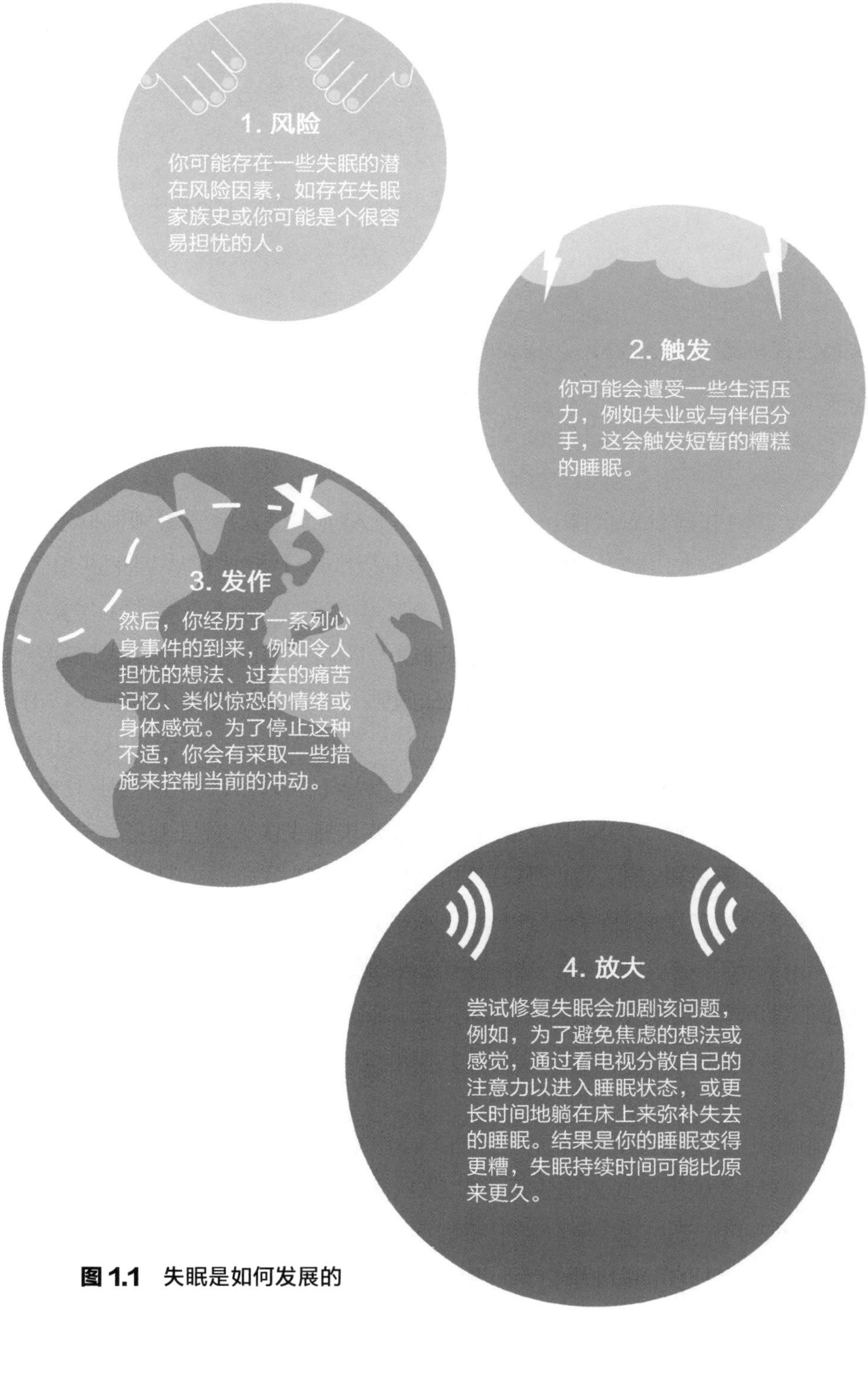

1. 风险

你可能存在一些失眠的潜在风险因素，如存在失眠家族史或你可能是个很容易担忧的人。

2. 触发

你可能会遭受一些生活压力，例如失业或与伴侣分手，这会触发短暂的糟糕的睡眠。

3. 发作

然后，你经历了一系列心身事件的到来，例如令人担忧的想法、过去的痛苦记忆、类似惊恐的情绪或身体感觉。为了停止这种不适，你会有采取一些措施来控制当前的冲动。

4. 放大

尝试修复失眠会加剧该问题，例如，为了避免焦虑的想法或感觉，通过看电视分散自己的注意力以进入睡眠状态，或更长时间地躺在床上来弥补失去的睡眠。结果是你的睡眠变得更糟，失眠持续时间可能比原来更久。

图 1.1　失眠是如何发展的

请记住，这些是容易引起失眠的危险因素。它们不是失眠的直接原因。正如超重并不一定让人心脏病发作一样，拥有一个或多个危险因素并不意味着会失眠。它们只会增加风险，并在有触发因素时使你容易患病。

触发

我们已经知道有些人失眠的风险较高，接下来会发生的事情是应激性生活事件触发失眠。

任何压力都会触发糟糕的睡眠。它可能是意料之外的事情，例如一天紧锣密鼓的工作；或是逐渐累积的压力，例如筹划婚礼。当大脑和思维被过度刺激时，会产生担忧、愤怒和悲伤的感觉。它们可能导致压力激素释放，例如肾上腺素，这反过来会刺激大脑的觉醒中枢，阻止你入睡。

浏览下面这些常见的**触发因素**，看看是否似曾相识。

- 生活压力：与人际关系问题、工作问题、财务问题、怀孕、分娩、养育子女或丧亲有关的焦虑或恐惧。
- 躯体疾病和症状：如心绞痛、癌症、甲状腺功能亢进、肠易激综合征（IBS）、子宫内膜异位症（ME）、多发性硬化（MS）、慢性疲劳、关节炎、背痛或四肢骨折。
- 化学药物：药物副作用或戒断，过量摄入酒精或咖啡因，尼古丁、毒品（如可卡因、摇头丸和大麻）的过量使用或戒断。
- 心理障碍：如广泛性焦虑、临床抑郁症、产后抑郁、创伤后应激障碍、强迫症、精神分裂症和双相情感障碍。
- 激素：如经期、怀孕前后和更年期。
- 环境：过度的噪声、光线、温度或睡眠环境变化产生的影响，如酒店房间。
- 生物钟：任何由时差或轮班工作引起的睡眠紊乱。
- 其他睡眠问题：某些情况下，失眠可能由另一种已有的睡眠问题触发，如打鼾、不宁腿或噩梦。为了解你是否患有另一种睡眠问题，请参阅网站

（www.thesleepschool.org）上的"我是否患有另一种睡眠问题"问卷。

◎　童年：在某些情况下，失眠可能是由儿童时期未知的诱因引起的。

幸好大多数压力情景不会持续太久，一旦压力过去，睡眠模式就会恢复正常。但当你成为失眠患者时，会出现失眠期比压力更持久的情况。因此，最初失眠的原因或触发因素不再是问题。真正的问题不是触发因素，而是随之而来对睡眠不佳的担心和反应。

好消息是，睡眠学校的 5 周课程将解释如何以最有益的方式应对这些忧虑，以恢复良好的睡眠。

现在，让我们来看看为什么压力反应会对睡眠产生如此强大的影响，以及大脑是如何参与其中的，出于善意的行动却带来了不好的结果——失眠。

来访者案例：琳达和她的口琴

　　一天紧张的工作让琳达满脑子都是不安的想法，然后失眠被触发了。在闹钟响之前她才睡着。她以前从来没有经历过这样的情况，第 2 天她感到心力交瘁，担心会再次失眠。她脑子里想的是母亲患有严重的失眠症，她担心自己也可能有这种风险。充满焦虑的她那天晚上又没睡着，感到肾上腺素分泌过多、心跳过快，她以为自己会心脏病发作。

发作

当感到压力时，心理和躯体都会发生一系列不愉快的事件：思想、记忆、情感、感觉和冲动不断涌入。它们不仅会让人不舒服，不欢迎它们，而且会过度刺激大脑，让人保持清醒。躺在床上时，当大脑仍充斥各种想法，就很难入睡。

大脑的杏仁核是部分原因（图 1.2）。这是原始的大脑情绪中心，负责检测环境中的压力和恐惧程度。它会释放压力激素皮质醇和肾上腺素，帮助预先准备好战斗或逃跑，它也被称为"战斗或逃跑机制"。如果曾遇见真正的紧急情况，你一定有这样的体验。在那一刻，心理和身体充满了新的感觉和反应，来为行动做好准备。思维会加速，从一个想法跳到另一个想法。心率会加快，血液供应增加，借此氧气和营养素进入肌肉和大脑以协助逃跑。呼吸频率会加快，以增加身体的氧气供应和排出二氧化碳。血液从非必需器官（如消化系统）分流到必需器官（如肌肉），这解释了"胃打结"的感觉。手掌会出汗，以提高抓握力，帮助爬到安全的地方。当身体试图调节核心体温时，你会感到热。通过增加瞳孔接收到的光线，你的视力会增强。

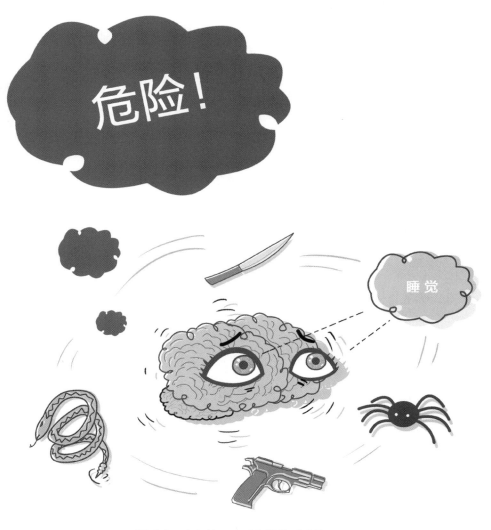

图 1.2   杏仁核：大脑原始的威胁检测器

这种情况下，你处于"过度唤醒状态"，正如你想的那样，它非常贴合与攻击性掠食者战斗或逃跑的情况。但是，对睡眠而言可不是好事。

一旦进入这种状态，就很容易将前文所说的**发作**——无法入睡时出现的想法、感觉和身体感觉——误解为需要被处理的问题。因为每个人都知道，当大脑平静，身体放松的时候，会睡得更香。

失眠患者常说："如果我可以关掉大脑（或者阻止心脏不停跳动或者摆脱焦虑），就可以入睡。"但这就是问题所在。面对这些不速之客（图 1.3），我们往往会试图阻止它们或与它们战斗。

杏仁核无法区分是在与狮子搏斗还是在与失眠搏斗，所以当大脑将这些想法和感觉都视为敌人并努力摆脱它们时，你就会进入战斗或逃跑机制。这会让你更加清醒，并不断涌现更多的想法和感觉。更糟糕的是，如果失眠持续，就有将这些想法和感觉的出现与睡眠行为联系在一起的风险。这意味着它们每晚都会准时出现。因为大脑会记住前一晚的挣扎，感觉需要为此做好准备（通过让身体进入"战斗或逃跑机制"），以迎接未来的夜晚。

这也会消耗很多不必要的能量，并且让人感觉比躺在床上放弃挣扎更累。

关于睡眠

俄罗斯生理学家伊万·巴甫洛夫是第一位确立经典条件反射概念的科学家，它解释了天生的情绪和生理反应是如何被习得的。他的实验证明，当看到食物时，可以采取自动反应，比如流涎，并将其与其他一些中性刺激（比如铃声）配对。

例如，巴甫洛夫表明如果他在喂狗之前反复敲铃，狗很快就学会将铃声与喂食联系起来，因此不管是否有食物，铃一响狗就会开始分泌唾液。这种情况下，铃声被称为"条件刺激"，因为它会触发狗流涎的条件反射。

这解释了正面和负面反应是如何习得的。例如受到狗攻击时，你很有可能会感到非常害怕，反射性地激活固有的战斗或逃跑机制，以帮助逃脱。如果随后看到同一只狗或者另一只狗，甚至参观了事件发生的地方，那么你很有可能再次感到害怕。在这种情况下，看狗或返回同一个地方已成为条件刺激，触发了令人不快的恐惧感。

这种条件作用在一定程度上可以解释为什么现在每次睡觉都会经历可怕的反应。此

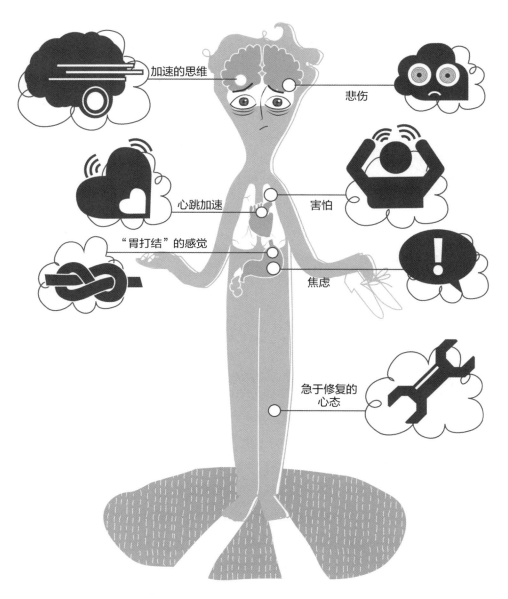

图 1.3　不速之客

时，"铃铛"或条件刺激实际上已经变成了看表、进入卧室、换上被褥、把头枕在枕头上或在夜里从睡梦中醒来之类的行为。

　　问题是，这会导致杏仁核的条件反射，激活"战斗或逃跑机制"，每当试图入睡或在夜间醒来时，都会将你推入过度唤醒或长时间清醒的状态。当然，这样的反应不可取，这解释了为什么你会不遗余力地试图摆脱它。这在下一节会详细解释。

案例继续　　在接下来的几年里，琳达尝试了几乎所有的工具——药片、药水、规则和仪式，希望能治好她的失眠。她试着早点睡、晚点睡，甚至白天睡懒觉。她阅读了所有的建议，立即安装了遮光百叶窗，开始戴耳塞，把时钟从卧室移走，甚至买了一个新的床垫。她的就寝流程成了军事行动，从洗个热水澡、喝杯牛奶到做瑜伽伸展运动，一切都恰到好处，让她每晚都能在同一时间上床睡觉。她戒掉了咖啡因、酒精和糖，开始跑步以使自己精疲力竭。她学会了深呼吸和肌肉放松等放松策略，希望能让自己入睡。最后她去看了医生，医生给了她一些安眠药，保证让她恢复正常的睡眠。

放大

　　适度地使用控制策略可以帮助提高睡眠质量。然而，如果控制过度，它们反而会让你保持清醒。失眠患者在不顾一切地想睡觉时有很多应对策略，这会很容易陷入"我会尽一切努力摆脱失眠"的陷阱。应对策略包括使用任何有望帮助摆脱失眠的工具、技术、药水和药片（图 1.4），不管它们有多大的帮助甚至危害。

　　这些行为都称为**放大**，尽管它们是用来帮忙的，但通常不起作用，甚至可能会增加清醒程度。面对又一个不眠之夜，以及想尽一切办法睡觉的强烈欲望，你可能会对所采取策略的长期影响变得目光短浅，并且无法或不愿看到可能造成的任何伤害。是时候面对事实了：你付出的最大努力可能会让失眠变得更严重。

　　睡眠学校已经确定了 6 种常见的会放大失眠的策略。

1. 睡眠模式的改变
这可能包括：

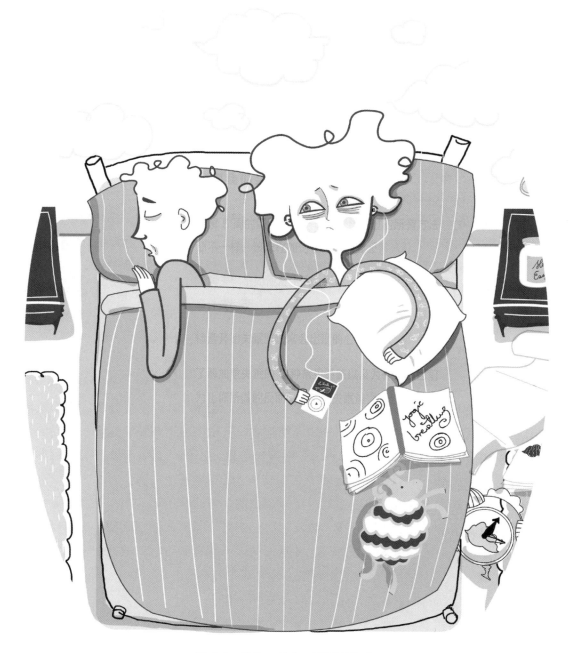

图 1.4 药片、药水、规则和仪式

- 在床上待太久：这会削弱和破坏睡眠。
- 保持不规律的睡眠时间：如碎片化和睡眠模式改变——在不同的时间睡觉和起床。
- 白天过度打盹：如果小睡不到 20 分钟，并且不迟于下午 3 点，那么充电式小睡会很有帮助。除此之外的小睡可能会削弱夜间睡眠的动力。

睡眠模式将在第 4 周详细介绍，届时你将建立新的睡眠模式。

2. 无益的习惯

这包括任何能控制睡眠的活动，这些活动会让你更加清醒。

干预行为

这些行为可以促进睡眠。例如，在微光下看书会使眼睛变得沉重，增加睡眠的欲望。洗个热水澡可以放松肌肉，有助于降低核心体温。一杯热牛奶或植物饮料可以使人感到舒适，并具有一定的促进睡眠的作用。然而，如果做这些事情是为了睡觉，你就掉进了控制的陷阱，你会依赖它们。

电子产品

看电视、听收音机、上网或在智能手机上玩游戏等会让大脑受到刺激，因此不利于睡眠。然而，许多失眠患者使用这些作为控制策略，以帮助在无法入睡时分散注意力。一开始他们很少使用看电视来分散注意力，但很快就会成为一种夜间习惯。随着时间的推移，这种习惯就会失去效果。许多失眠患者如果不开着电视就无法入睡，最后看了一整晚电视。通过这个例子很容易看出，为睡眠付出的短期努力是如何导致长期问题，从而把睡眠推得更远的。

社交互动

如今的社会，即使晚上躺在床上，和外界联系也是轻而易举的。只需点击几下，你就可以在众多失眠论坛中发推文、写短信并与其他失眠患者聊天。这种联系可以带来巨大的解脱感或是作为缓解夜晚孤独感的解药。然而，与电子产品一样，社交涉及的刺激和所需的大脑活动水平决定了它应该是在醒着的时候做的事。当然，如果你是真的想睡觉，这些都是需要放弃的策略。

变得活跃

许多失眠患者起床工作、看邮件、吃东西、喝酒、上厕所、做瑜伽或其他运动或只是在家里闲逛。起床和变得活跃可以帮助减轻思想负担，或者在漫漫长夜感到不那么焦虑。然而，就像我们讨论过的其他无益的应对策略一样，这不是长期的解决方案，无用的想法和感觉在回到床上后又会重新显现。当这种情况发生时，除了再次起床，你不知道该怎么做。如果这变成了一种模式，那么第 2 个问题就出现了，大脑开始将夜晚与起床和变得活跃联系起来，而不是躺在床上睡觉（图 1.5）。因此从长远来看，学会如何带着恐惧躺在床上，摆脱逃离卧室的需求，是睡好觉的关键。

与环境有关的事物

控制睡眠环境是另一种常见的策略。我们在安静、黑暗、舒适的环境中睡得最好，所以用这种方式布置卧室是有意义的。失眠患者通常会更进一步，使用眼罩或遮光帘来消除光线，使用耳塞或消声机来阻挡噪声，或者不断购买新枕头和更好的床垫来提高舒适度。

你很容易以某种极端的方式使用这些策略，并且为了睡好觉而依赖它，因为使用耳塞或眼罩睡觉并不是世界上最糟糕的事情。更多的时候，它是导致人们对自己的睡眠能力丧失信任的众多方面之一。

关于睡眠

　　美国心理学家伯胡斯·弗雷德里克·斯金纳首先描述了"操作性条件反射"，即行为的结果（奖励或惩罚）决定了未来的行为。这方面的例子在生活中随处可见。例如，如果得到表扬，你就可能比没有得到表扬更加努力地工作；或者如果节食减肥成功，你就更有可能坚持节食。

　　因此，行为的结果会影响学习的方式和选择生活的方式。此前已经介绍了巴甫洛夫的经典条件反射，在这种条件反射中，初始触发的力量决定了未来的反应性行为。比如

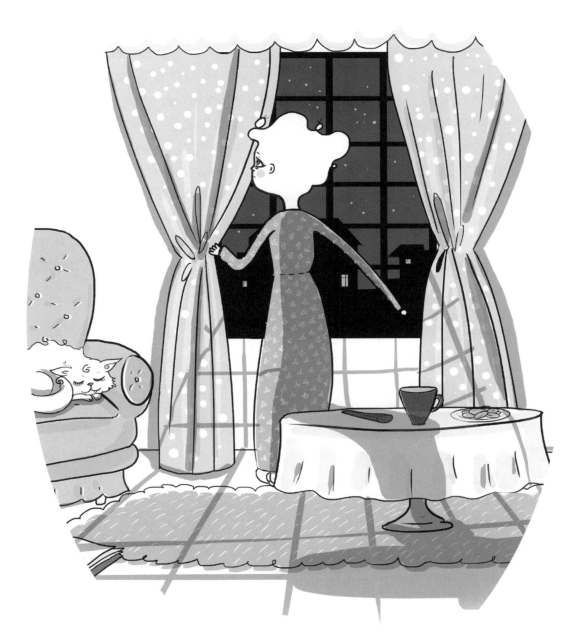

图1.5　深夜回避睡觉

每次遇到狗时，你都会因为在初始攻击中得到的教训而不断感到害怕。

在这一事件之后，你对狗的行为方式也决定了这种反射的力量和寿命，并解释了操作性条件反射在学习中的作用。例如，如果你选择在未来避开所有的狗，你会有不感到害怕的短期获益，但会冒着总是害怕狗的长期风险。相反，如果你决定再次与狗接触，并认识到并非所有的狗都是有害的，这种恐惧可能会减少。

同样，失眠的发展和维持也取决于行为的结果。例如，如果看电视或服用安眠药有助于在短期内入睡，这种预期的结果（即消除不想要的失眠）会强化这种潜在的无益行为。这意味着你更有可能再次使用它，并依赖它入睡。这会削弱你对自己能睡着的信任，长期来看，这会把自然、独立的睡眠推得更远。

从这点上可以看出，解决方案开始成为问题的一部分。挑战在于，要能够抵挡住那些无益的应对策略所承诺的显而易见的短期获益，从而采取更可行、更长期的方法。

心理游戏

在心中数羊来诱导睡眠是最著名和最基本的睡眠技巧之一。它的原理是让大脑聚焦一个单调的、非刺激性的任务，从而摆脱使你清醒的焦虑。类似的技巧包括从 300 开始倒数，或者利用想象力创造吸引人的幻想。

对于那些容易分心和入睡的正常人来说，这种技巧是相当有效的。然而，如果过度使用，那么试图让自己入睡的强烈目的，以及回避处理晚上出现的睡眠状况，都会使这种技巧变得不可行和有问题。

看时间

看时间是一种常见的应对策略，但也是让睡眠进一步恶化的策略。就像你用白天的时间来安排生活一样，在晚上监控时间可能会成为试图控制睡眠的方法。许多失眠患者利用时间来衡量今晚的睡眠是会变好还是变坏，由此来判断是否要进一步采用应对策略。

许多人创造了无用的规则，比如"如果我一小时内没有睡着，我就再吃一片药"，或者"如果两小时过去我还没睡着，我就下床"，又或者"如果我整晚都没睡，我就打电话请病假，关掉闹钟"。但不断计算时间并不能帮助入睡，而且可能会导致更高程度的焦虑和清醒。

3. 药片和药水

药片和药水，包括任何为了控制睡眠而使用或依赖的物质，无意中成了问题的一部分。这主要包括处方药、非处方药以及酒精和非法药物。我把它们归为"药片和药水"类，因为如果长期持续使用，它们都有可能对身体造成伤害。事实上，如果你浏览一下接下来讨论的"副作用"，许多药物也有短期内对身体造成伤害的能力。必须强调的是，如果你正在使用它们中的任何一个，并考虑更换，你应该事先咨询医生。

控制是为了找到解决问题最快、最简单的途径。任何一种"神奇"的药片和药水只要能在不需要太多回报的情况下结束痛苦和折磨，就总会很有吸引力，同时在绝望的时候很难令人抗拒。这就解释了为什么绝大多数我的失眠来访者都使用了一种或多种药片或药水来控制睡眠。它们不仅失败了，在大部分情况下，它们甚至已经成为问题的一部分，并可能对长期睡眠和健康有害。接下来我将说明原因。

- 失去信任。药片和药水最初能让你入睡。但如果这个过程重复，你对它的依赖度会增加，很快就会相信没有它就睡不着觉。所以它不是长期可行的解决方案，这就是为什么这个课程的关键步骤之一是学习如何重新自然入睡。
- 副作用。药片和药水通常会带来一系列不想要的副作用，比如第二天头昏眼花、恶心、记忆力减退、头晕和迷糊。这些不良影响往往比彻夜失眠的影响更严重，因此服用药物的代价很快就超过了获益。除了不想依赖这些药片和药水外，大多数来访者还担心它们对健康的影响。每个人都知道喝酒和吸食大麻对健康的长期影响，但由于大多数安眠药都是为短期使用而设计的，因此关于其潜在的长期健康影响的数据很少。而在现实世界中，很多失眠患者每晚都会使用药物，有时甚至会持续很多年。直到现在，研究才开始关注这一点，初步数据表明，长期使用一些药物在某些情况下可能对健康有害。
- 有效性。使用药物后的睡眠质量与自然入睡不同，深睡眠和快速眼动睡眠都会减少。这就解释了为什么即使在服药后睡着，醒来时你也无法感到神清气爽。它最多能帮助快一点入睡，或者提供平均四五小时的睡眠。然而，如果经常使用，你可能会发现自己只能睡两三小时，因为身体对药物产生了耐受。当这种情况发生时，大多数使用者会提高剂量或开始与其他药物联合，以达到相同的效果。显然，这是行不通的，只会导致未来更大的副作用和依赖性。

- 反弹。这些药片和药水引起的最不想要的副作用之一就是，一旦停止服用可能会出现反弹性失眠。失眠患者很难停止服药的最常见原因是，当他们试图戒掉的时候，失眠比以往任何时候都要严重得多。

如何停药

正如我们看到的，服用药片和药水来控制睡眠时，付出的代价很可能比得到的好处要多。如果你现在正在服用药物助眠，那么你可能也在考虑戒掉它。我的来访者中，90% 以上都在服用某种形式的处方安眠药，他们来我的诊所的理由就是想戒掉它，恢复自然睡眠。

因为停药可能是具有挑战性的过程，所以做好准备是很有必要的。最早也是最需要做的事就是联系家庭医生来讨论停药的策略。他们能够提供最好的停药计划。缓慢停药通常是最好的。根据我的经验，医生会建议每两周减少四分之一的剂量。这让身体有时间适应血液中化学物质的减少，并将不必要的副作用降到最低。多吃几周药不会有什么伤害，如果药物能让你多睡一会儿，那么将有助于你有效地学习课程中的所有技巧。然而，如果安眠药没有帮助，或者由于第二天的副作用而使事情变得更糟，那么你可能会决定早点停药。无论哪种情况，在对药物进行任何改变之前，你都必须与医生交谈，并了解可能产生的影响。请注意，逐步戒断可以应用于之前讨论过的任何药片和药水。

根据我的经验，最成功的方法是，一旦你有时间练习 5 周课程中的所有技巧，并建立起对自身的自然睡眠能力的信任，就逐步停止服药。这样做会对睡眠有帮助，因为它可以让你为停药引发的潜在不适做好准备，并增加体验良好睡眠的可能。那些一开始就决定快速停药的来访者更容易出现反弹性失眠，且失眠会比以前更严重。在这种状态下，他们很难度过一天，更不用说掌握一套新的技巧了。

4. 与内心的对话

与内心的对话包括任何用来控制睡眠但无意中会更多地唤醒你的内部声音。你可能意识到，也可能没有意识到在头脑中进行的讨论和争论，但大多数人都有这样的对话。

　　对一些人来说，与内心对话是一种无害的方式，可以给自己一些安慰和鼓励。对于正常人，这常常能使人进入睡眠状态。然而，如果与内心对话的真正意图是强迫自己睡觉，那么最终会适得其反。例如，当你一开始就发现难以入睡时，可能会试着告诉自己"一切都会好起来的"或者"我上周设法应付了，所以我可以再做一次"。所有这些都是为了让自己平静下来，安稳入睡。但不幸的是，你一开始就不得不这么说，是因为一切都不好，即使上周设法应付了失眠，明天还是有可能应付不了。因此，这种积极的重新建构可能对于掩盖现实处境是徒劳的，并会带来更大的损失。许多来访者把这比作一场与思想的斗争，最终会使头脑中的想法加倍涌现并引发持续的清醒。

　　同样无效的策略包括试图用"我觉得困了"这样的话哄自己入睡，或者告诉大脑"我不在乎了"，希望这样能强制自己接受并顺利入睡。其实每一句话的背后，都有试图控制睡眠的意图，这最终会让你保持清醒。

　　如果内心的声音最终集中在讨论自己，这可能是因为一开始你就允许这种混乱发生，比如说"你怎么了？为什么不能像其他人一样睡觉！"或者更糟的是"失败者！"或者"振作起来！"这样的惩罚只会提高觉醒水平，并进一步延长清醒时间。如果这些听起来很熟悉，那么在本书的后续部分，你将学习新的方法来处理这种对入睡没有帮助的内心声音。

5. 强迫式放松

　　强迫式放松包括任何用来让自己更放松以入睡的策略。这是完全有道理的，因为每个人都知道，当试图入睡时，放松心身是至关重要的。在放松的瑜伽班，我可以保证在课程结束时我已经是努力睁大眼睛或在角落打鼾的状态。如果睡眠正常的人进行传统的放松锻炼，很可能会感到非常放松和困倦。令人恼火的悖论是，当不努力睡觉时，睡意很容易就来了。因此问题不在于练不练习，而在于练习背后的意图。例如，如果是为了睡觉而进行放松训练，那么很可能不会有助于入睡，因为自我意识的增强意味着你在脑海中不停讲述进步（或退步）："我似乎没有放松"或"我的心跳比以前快吗"或"为什么我还醒着，这不管用"，最后"我一定是出了什么问题"。结果当然是进一步的睡眠焦虑。

　　最终，当试图在生活中取得任何成就时，大脑会忍不住想测量离目标有多近。可悲的是，当进入梦乡时，仅仅是评估进步就能唤醒你。最令人沮丧的是，当脑海中有了"我想我要睡着了"的想法，然后这个想法就会唤醒你。

6. 生活的改变

生活的改变包括为了控制睡眠而改变生活的方式。控制睡眠最简单的方法之一，是避免任何可能因过度刺激或担心而使睡眠恶化的情况。虽然以这种方式限制生活似乎是一种可行的解决方案，但实际上它并不能解决问题。而且，长远来看，它可能会使睡眠更糟。许多失眠患者把生活范围缩小到几乎无法生活的地步，结果却发现仍然睡不着觉。接下来我们来看一些典型的变化。

健康行为与个人成长

最重要的健康行为包括戒掉咖啡因、多做运动或戒烟。虽然所有这些都会对健康产生积极的影响，但是当为了改善睡眠而采取这些行为时，它们就有可能成为另一种睡眠焦虑的来源。

- 戒掉咖啡因。咖啡因是一种兴奋剂，摄入太多会让你保持清醒，这就是为什么失眠患者被要求戒掉咖啡因。虽然这在生理上是有道理的，但事实是，如果你喜欢早上喝咖啡或茶，一想到不再被允许喝，就会和摄入过多咖啡因带来一样多的焦虑和刺激。
- 做运动当然有助于增加自然的睡眠驱动力。但如果做了帮助入睡的运动，最终却躺在床上感觉筋疲力尽，这只会让精神紧张，更不用提因为没有起作用而烦恼了。
- 戒烟。香烟对健康有害，如果半夜吸烟能让你冷静下来，它也会让你更清醒。然而，因为睡不着而选择戒烟往往会使事情更糟，特别是因为尼古丁的戒断会刺激觉醒。

虽然所有这些健康行为都是有帮助的，但以这种方式一刀切，决心过僧侣式的生活，也许会让睡眠被过度关注，并进一步提高清醒度。

在把失眠治好之前，你很容易把生活搁置起来。失眠患者说，他们放弃志愿服务、健身或锻炼，要么是因为想把所有的精力都投入到治疗失眠上，要么是因为没有精力做其他事情。关键是要过上允许从失眠中获得个人成长的健康生活，而不是一味恶化失眠。

休闲活动

因为担心过于刺激大脑，晚上的活动，比如和朋友出去吃饭或者看电影，通常都会被避免。许多失眠患者停止外出，因为担心会把所有时间都花在看表和担忧上而无法享受夜晚。大多数失眠患者也会牺牲外出度假或与朋友和家人待在一起的时间，以此来控制对于身处新的睡眠环境或无法完成正常放松训练的恐惧。

有些人放弃了爱好或喜欢的运动，试图避免体验或加剧与失眠有关的疲劳和生病的感觉。再次说明，用这种方式限制生活并不是长期的解决办法，而且通常只能助长对失眠的愤恨，让你在恶性循环中挣扎。

人际关系

人际关系是试图控制睡眠的另一个生活领域。一些失眠者与伴侣分开睡觉，以此来控制睡眠环境。虽然这可能在短期内有所帮助，但对伴侣间的关系毫无帮助，而且会增加对同床共枕的恐惧。

此外，不愿意出去见朋友、做运动或度假都会影响你与朋友或伴侣维持关系的能力。一旦患上失眠，人们更容易变得与世隔绝，尤其是维持友谊需要精力，而很多失眠的人缺乏精力。有些人甚至一开始就因为害怕同床共枕或必须保持良好的状态而推迟了恋爱。过去，我的一些来访者因为担心无法入睡或不具备作为父母的应对能力而推迟生孩子。这些故事强调了失眠会给生活带来巨大的影响，以及为什么尽力完成这个课程非常重要。

工作和教育

失眠后，工作压力或担心无法在工作中表现正常是很常见的。许多失眠患者试图回避工作压力以控制失眠。这意味着在一个糟糕的夜晚之后你会打电话请病假，这可能会让你在请假后进入深睡眠，因为压力已经解除。对另一些人来说，他们担心如果压力更大，失眠会恶化，这迫使他们拒绝升职，或者不去参加学位课程或考试。可悲的是，对无法入睡的恐惧会直接决定你最终的生活，让你远离生活中真正重要的东西。

许多失眠患者无意中被糟糕的睡眠决定了工作类型。他们选择弹性制的工作，或者成为个体经营者，因为这样可以让他们选择工作时间，从而避免晨会。虽然这样的控制可以避免不必要的压力，但希望你能明白，从长远来看，这并不是在解决问题，而是想方设法回避它。

> **练习：你的放大器是什么**
>
> 　　记下目前用来帮助自己入睡的放大行为。这可能包括任何方面，从耳塞和眼罩到酒精和处方药，或任何为了控制失眠而采取的限制生活的手段；还要注意对这些工具的依赖。当读完本书时，轻轻地开始放开它，你就会重新获得对自然睡眠能力的信任。

案例继续　　琳达对睡眠的绝望意味着她已经准备尝试所有的方法，但她忽视了过度努力所带来的明显的放大效应。直到有一天晚上，她无意中睡了 8 小时，她将良好的睡眠归因为前一天晚上在朋友家吹口琴。第二天早上，她立即买了一把口琴并报了课程，但不出所料，第二天晚上她又睡不好了。不过幸运的是，此时她意识到自己努力过头了，需要寻求专业帮助。

为什么我们会想控制

到现在为止，你已经慢慢地意识到，正是放大行为让你陷入失眠的恶性循环。正如之前详细描述的所有策略或改变的生活方式，你主要关心的是它是否起作用。如果真的有效果，即使只有几小时的额外睡眠，它也会被大脑记录下来，作为可能的失眠治疗方法。然后你可能会偏爱它，相信没有它就睡不着，或者更糟的是，如果用药物来帮助入睡，你会对它产生化学性依赖。大脑会将睡眠视为有待解决的问题，而不是自然和安全的过程。你可以看出陷入失眠的恶性循环是件多么容易的事（图 1.6）。

采取让失眠更严重的行为似乎并不明智，但实际上你只是在做自然而然的事。人类在进化上的成功建立在一个基本原则上，即对环境的控制越多，生存的机会就越大。只要能安顿下来，找到食物，成功地繁衍和保护自己，那么预期寿命就会更长。为了做到这一点，大脑进化成了能够利用脑海中的每一个生活经验来解决现在或将来的问题。这就意味着，当要建立起避难所时，大脑可以迅速识别出最适合这项工作的材料

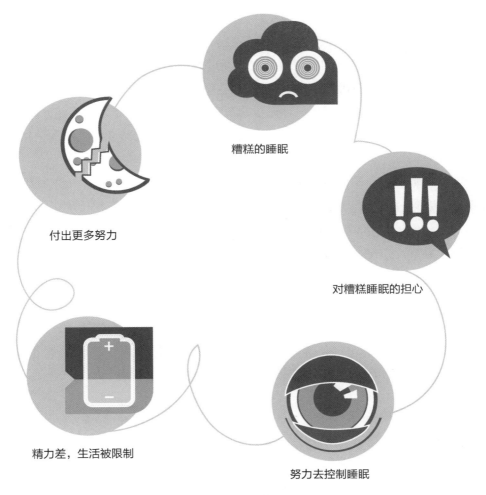

糟糕的睡眠

对糟糕睡眠的担心

努力去控制睡眠

精力差，生活被限制

付出更多努力

图 1.6　失眠的恶性循环

和工具。令人惊讶的是，即便它以前对建造避难所知之甚少或一无所知，它也能做到这一点。人的大脑能够处理所有信息，并以这种功能性的方式快速组织起来，推动人类登上食物链的顶端。

在现代，人的基本需求大多得到满足，但这并没有阻止大脑不断去预测和解决生活中各式各样的问题，包括睡眠质量。例如，如果觉得床不舒服，那么你会决定买一个新床垫。如果发现自己住在一个嘈杂的酒店房间，你会选择用耳塞来阻挡噪声，或者要求搬到更安静的房间。所以当你不喜欢某样东西的时候，大脑很容易想出解决方案并做出改变。因为大脑解决问题非常有效，所以你会对自己的内部世界也进行控制，例如管理不想要的思想、感觉，甚至控制失眠。

例如，下班回家后感到愤怒或压力大，通过做运动或看电影来分散注意力是有帮助的。运动后你很可能会感到更平静，处于更好的睡眠状态。如果在睡前感到有压力，那么数羊或者想想过去的假期是一种无害的策略，可以分散注意力，从而让睡眠到来。适度地使用控制策略会"起作用"，如尽可能减少紧张的情绪或平息愤怒的情绪，甚至可能帮助入睡。

然而，归根结底，不能仅通过推开或忽视压力来摆脱它。事实上，这样做往往会使问题变得更糟。原因是大脑在帮助建立避难所的同时也会引起慢性失眠问题。当面对失眠时，大脑会迅速识别出修复的最佳材料和工具（例如"能用什么药水、药片、规则和仪式来解决这个问题"）。它会把当前的睡眠与过去的睡眠进行比较，或者预测未来的睡眠情况（例如"如果睡眠再差下去，我就无法应付了"）。它还会试图估算行动的时间表（例如"如果凌晨一点还没睡着，那我就再吃一片药"）。

大脑非常善于寻找解决失眠的方法，然而，这样高频率的大脑活动完全是睡眠的对立面。可以说，大脑试图让你入睡，但实际上是让你保持清醒。好消息是，在本书中你会习得一种新的健康且不去控制的方法，以获得自然、深度、有效的睡眠。

案例继续　有一件事是肯定的，琳达并不是没有投入足够的努力、精力、决心甚至金钱来试图治愈失眠，这就是问题所在。在努力控制失眠的过程中，她变得越来越失控且睡得更差。现在，睡觉涉及一系列精心安排的药片、工具、规则和仪式，它们在很大程度上都不起作用，但她不知道应该怎么办。刚到睡眠学校时，她依赖安眠药，尽管它只能提供几小时的低质量睡眠。为了让自己有睡意，她需要漫长的准备来让自己有心情入睡，房间必须漆黑一片，寂静无声，温度完美。

在完成睡眠学校的失眠调查后，她清楚地意识到，自己的行为并没有起到帮助入睡的效果，反而把睡眠放在了够不着的地方。大脑已经习惯了与睡眠不断斗争，更糟的是，现在她害怕睡觉，并尽一切努力保持清醒。琳达对自己让情况变得如此失控感到愤怒，但她也感到宽慰，不再需要继续为睡不睡觉而挣扎，她开始放下手里对睡眠没有帮助的策略。不到一个月，她就感觉像睡眠正常的人，不再依赖药物或策略入睡。最重要的是，现在她相信自己可以入睡，事实也的确如此。

> **练习：了解失眠**
>
> 你和良好睡眠之间最大的障碍之一就是如何看待失眠，这决定了你在经历失眠时的感觉和反应。如果能停止与失眠作斗争，你就可以将精力放在让自然的睡眠浮现，重新开始生活。
>
> 对于许多失眠者来说，失眠是世界上最糟糕的事情，也是不希望遇见的事情。许多人用仇恨和厌恶来形容失眠，并讲述它如何毁了自己生活的黑暗故事。及时思考此时此刻失眠意味着什么，然后写下想法。失眠是怎样对你和现在的生活产生影响的？
>
> 当学完 5 周的课程后，重读这篇文章会很有意思。

当失眠的解决方案成为问题

通常只需要一个糟糕的夜晚，就会在脑海里种下怀疑睡眠能力的种子。从此，大脑就有可能预测、解决睡眠问题，产生恐惧并进入慢性失眠状态。回想一下，在成为失眠患者之前，你可能从未想过睡眠问题，但现在你已经无法停止去想了。

正如在本章中所看到的，当开始以放大失眠的方式行动时，问题就会出现。你的行为可能有助于在短期内摆脱不想要的想法、感觉和冲动，甚至是失眠，但它最终都会降低入睡的可能性。举例来说，白天睡整觉可以帮助补觉，让你感觉更好，但如果一直这样，最终会妨碍你过上正常生活（比如朝九晚五的工作）。同样，严格而漫长的放松程序可能会帮你放轻松并很快入睡，但它也限制了你与朋友或家人在一起的能力。

　　控制策略的另一个问题是，它通常不会持续很长时间。例如，你可能会选择在晚上听收音机来分散对不想要的想法的关注。但如果每天晚上都这样做，最终可能需要听更久的时间才能达到同样的效果。过一段时间，这种策略会完全失效，但你不敢放弃，因为害怕失去控制。问题是，当一种策略失败时，大脑已经用另外十种策略取代它了。你会绝望地躺在床上，尝试所有的策略。

　　睡眠是自然的生理过程，不需要有意识地努力，就像呼吸或心跳一样。试图过度控制睡眠就像与流沙作斗争：既耗费大量的精力，又使一切变得更糟（图 1.7）。

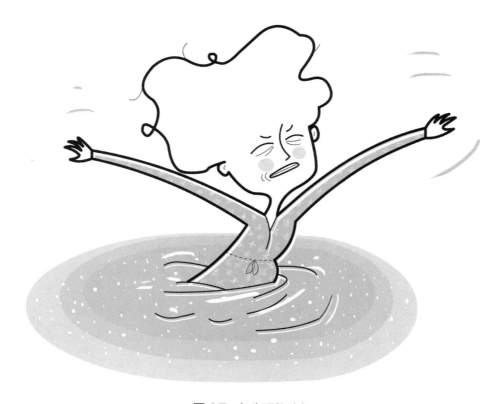

图 1.7　与失眠的斗争

失眠的代价

现在回想一下，你已经花了多少精力来控制失眠，以及到目前为止因为失眠消耗的生活总成本。如果你像琳达一样，成本可能很高，而且变化很大，比如：

- 情绪化，当不断努力改善睡眠时，你的情绪、心情和感觉就像坐过山车。
- 能量，包括与糟糕的睡眠作斗争所需的能量以及能够过上所谓"正常"生活所需的额外努力。
- 生活，在试图控制睡眠的过程中失去生活。
- 健康，睡不着和与睡眠的抗争对健康的影响。
- 金钱，为改善睡眠而购买的每一种工具、技术、图书、治疗或物质的花费。

继续前进

希望你开始意识到人类几乎无法控制自己的睡眠；意识到通过不懈努力来控制失眠所需的高昂代价，并发现这些行为甚至可能在失眠的发展中起到一定的作用。你可能会遇到一波又一波的意外，失落、自怜、抑郁、无助、绝望、愤怒或麻木。这都是非常自然的反应。你只要尊重所拥有的感觉，不要浪费任何精力去摆脱它们。是时候走出恶性循环了！

你无法改变失眠的风险因素，例如失眠家族史，也不能改变过去触发失眠的事。同样，你无法预测将要到来的想法和情感，更不用说控制它了。你唯一可以控制的是自己的行为方式，关键是确保它有帮助。对失眠的态度将决定睡眠状态，帮助摆脱失眠恶性循环并进入正确睡眠状态的是行为方式。

当读完本书，你将学会改善失眠的长期应对策略，它会帮你形成强而有力的睡眠模式。现在是进入第 2 周的时候了：接受并发现改善睡眠的方法，将自己宝贵的能量用来生活。

接纳

那些无法改变的事

这糟糕的生活，如果充满了
忧虑，就没有时间去停下看看了。

威廉·亨利·戴维斯

本周我们会：

- 证明良好睡眠的关键是停止挣扎和什么都不做。

- 了解获得良好睡眠的阻碍。

- 学习如何在白天和晚上使用正念工具，以便用更
  有帮助的方式应对失眠。

放弃控制，找回睡眠

我们已经知道无法控制自己的睡眠，在很多情况下，试图控制睡眠只会使情况变得更糟。明白这个事实并不会阻止你继续控制睡眠。毕竟，这是进化的结果，在生活里的许多其他情形中，控制被证明是有效的。

事实是，它对失眠不起作用，如果你想摆脱失眠的恶性循环，必须使用另外一种方法。接纳意味着你选择不与糟糕的睡眠以及伴随的所有痛苦和折磨作斗争。

这对睡眠有什么帮助？在短期内，它意味着停止所有让大脑保持清醒并阻止你进入平静睡眠的行为，比如辗转反侧、情绪上焦躁不安、过度思考或过多消耗能量；长远来看，它重新把上床睡觉的行为和睡得香关联起来，这样当把头枕在枕头上，你很快就会安然入睡，一夜好眠。额外的好处是，不挣扎为即将到来的一天节省了能量，在这一天你可以选择充满活力地拥抱丰富而有意义的生活。这些对大脑有镇静作用，可以让你在即将到来的夜晚在睡眠中得到更多休息（图 2.1）。舒适会让你睡得更好。

来访者案例：卡洛斯和他的不情愿

当卡洛斯去睡眠学校找我的时候，糟糕的睡眠已经折磨他快一年了。对于找到能解决睡眠问题的办法，他已经不抱希望了。像大多数失眠患者一样，他时刻准备着与失眠作斗争，并且愿意做任何有益于睡眠的事。我向他解释，我希望他能够接纳失眠，而不是与之斗争。因为他一直在与之斗争，反而让失眠更严重了。这确实让人震惊，尤其是当我告诉他，我需要他有几个不眠之夜，以便可以了解自己的失眠"恶魔"。他垂头丧气地离开了，因为他原本以为我会提供一些可以与失眠战斗的武器。

当晚，他使用了我提供的一些工具，结果证实了他最担心的事——工具"不起作用"，因为它并没有阻止焦虑和其他不速之客的到来。第二天，他打电话给我，向我解释他是如何整晚都没睡，如何因为接纳焦虑而让焦虑的感觉变得比以往更加强烈了。他说虽然他认为我的方法对某些人有效，但他还没有准备好接纳失眠，之后他会尝试其他方法。

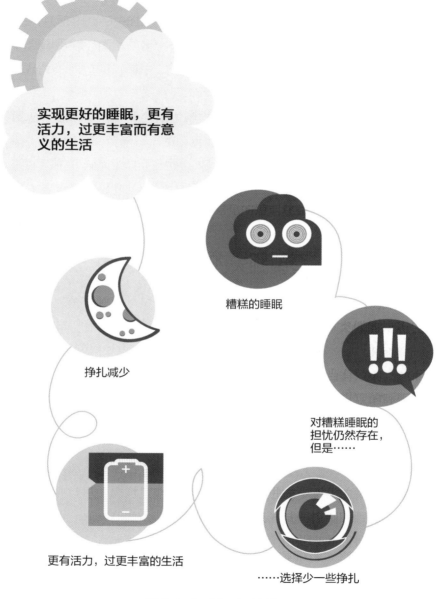

图 2.1　打破失眠恶性循环

是什么阻碍了你获得良好睡眠

现在进行到了课程的关键点，此刻你有望知道行为是如何放大失眠的，如果你明白了，接纳失眠就成功了一半。问题是，你会继续以同样的方式行动，还是愿意做出改变。

好消息是，阻碍前进的主要因素是你自己，并且你有能力改变它。下面是一些你现在可能会有的想法，它们很常见，但必须克服它们才能让你摆脱之前失眠的困境。

- 我会失败。导致失眠的最大原因之一就是害怕失败。这可能是因为担心自己无法应付接下来的一天以及失眠可能带来的后果，或者只是害怕不能像其他人一样睡觉。睡眠学校的 5 周课程悖论性地教授对待睡眠要甘愿失败。因为只有当你能接纳睡不着，你才能睡着。

- 会造成伤害。不言而喻，如果睡不着，那么第二天你就会感觉不太好。过度疲劳、疼痛和情绪波动都很常见。实际上，因失眠而体验到的不舒服通常不会造成实际的躯体伤害，尽管大脑告诉你不是这样的。放开自己，敞开心扉，体验这种不适，而不是把能量浪费在与之斗争上。

- 不使用药片和辅助手段，我会睡不着。由于依赖药物治疗，你已经对自然睡眠的能力失去信心。许多睡眠不好的人会出现戒断症状以及短期内的睡眠质量下降，特别是在学习自然而然入睡的时候，这对他们来说是获得良好睡眠的巨大障碍。如果你能照做，那么很快就能学会放下依赖并且睡得很香。正如在前一章所说的，在完成课程的同时，从家庭医生那里得到帮助也是非常重要的。

- 我注定会失败。怀疑自己能否再正常地睡觉是很常见的。无数次试图解决问题却失败了，加上随之而来的睡眠不足，即使是最乐观的人也会受到影响。屈从于失眠会让你停滞不前。如果想往前走，就接纳失眠吧。

- 我的意志太强大了。人们常常责怪意志过于强大，太想克服失眠。如果你也是这样，那么重要的是记住这是想法告诉你的，是否相信是你的选择。

- ◎ 为什么是我？半夜时，你很容易认为自己是唯一睡不着的人，在某种意义上是被选择的受害者。事实上，你并不是一个人，超过 30% 的人群都在受苦。是接纳想法还是放手，再一次成为你的选择。

- ◎ 现在不是时候。许多来访者会因为时机不对而拖延自己的进度（例如，工作压力大，刚刚有了个孩子或有即将到来的假期）。如果你诚实地面对自己，就会发现永远不会有"完美"开启"改变"计划的时间点，拖延往往只是另一种形式的逃避。

- ◎ 我太累了。疲劳会成为进步的实质性阻碍，因为它会降低驱动力和体验不适的意愿。例如，在停药后的头几天，人们通常会感到格外疲劳，这足以使人放弃停药，转而回到药物作用下的数小时睡眠以及第二天的昏沉感。不愿意体验短期的疲劳感，意味着你永远不知道长时间精力充沛是什么感觉。

经历这样的阻碍可以比喻为跑马拉松或任何超出舒适区的距离。开始时，你可能会觉得精神很好，充满了到达终点的能量。然而，一段时间后，腿开始疼痛，你开始抽筋，喘不过气来，大量出汗。突然之间，手头的任务比预想的要艰难得多，同时大脑也在为你设置障碍。此刻，你面临着是停止奔跑还是继续前进的选择。如果选择继续，不是因为喜欢痛苦和不适，也不是因为想要更多，而是因为你把它看作是旅途中不可避免的一部分。你决定参加这场比赛，所以愿意承担随之而来的不适。

同样的道理，当完成课程的时候，甚至当你醒着躺在床上，选择不依靠以往的手段和药物，你可能会在第二天经历同样的烦恼，体验常见的胃部不适感，或者要通过下楼、看电视来逃避它。在那一刻，你面临着选择：是放弃以往的手段，还是继续新的道路。如果你决定继续，显然不是因为喜欢这种不舒服的感觉，而是因为你选择以最有帮助的方式行动，从而成为睡眠良好的人，并长期过更满意的生活。

> 我觉得生活又回来了。我不再害怕上床睡觉，也许有几晚我睡得不好，但这个课程告诉我该如何接纳它，并至少得到一些休息。
>
> 凯伦，英国伦敦

原本的或放大的痛苦

虽然接纳现实和面对恐惧的好处显而易见，许多人仍然在与放弃控制作斗争，即使接纳是我们在日常生活中常做的事情。作为解决问题和前进的方式之一，你可能已经接纳了某种程度的不适。例如，你可能为了减肥而节食，因此你会有饥饿感或想吃垃圾食品的欲望，却没有付诸行动。你选择去健身房或做运动来保持健康，因此愿意忍受随之而来的身体疼痛。也许为了戒烟，你愿意接纳尼古丁的戒断症状。如果曾经与人分手过，你就会知道在找到新伴侣之前，接纳分手的痛苦有多重要。失去工作也是一样，只有敞开胸怀去经历随之而来的困难，你才会发现自己有重新开始找工作的勇气。最后，我相信有些人甚至已经经历过亲人离世，并注意到只有当允许自己真正感受悲伤时，才能重新开始生活。

接纳失眠需要你愿意和它在一起，靠近它、拥抱它，向你一直拼命想要控制和避免的痛苦敞开心扉。这样做，你才能让自己自然入睡，并继续生活。

在这种情况下，尝试用接纳和承诺疗法（简称 ACT）来看待"原本的"或"放大的"痛苦很有帮助。原本的痛苦指由于失眠的风险、诱因和发作而引发的痛苦。与之相对，放大的痛苦指额外的痛苦，每次你无助地试图控制和避免原本的痛苦，就会出现放大的痛苦，正如上一周讨论的那样。

例如，你不能改变的事实是，你是个焦虑的人，这使你比其他人更容易失眠。你也不能让时光倒流，这样你就不会因为和伴侣发生争吵，躺在那儿担忧而触发失眠。你也不能阻止当下大脑将夜晚与清醒联系起来，因为它已经学会这样做了。你无法阻止想法的到来，比如"如果我不睡觉，就不能应对明天"或者"如果再睡不着，我就要死了"。你无法阻止夜晚的孤独和愤怒，白天的沮丧和绝望。一想到睡不着觉，你就无法停止胃的"打结"。你无法抑制想要为了睡几小时而吃药的冲动，或者不得不应付让人极度疲惫的生活场景。最后，你无法改变失眠已经对生活产生了广泛影响的现实，比如你无法维持一段关系、无法工作甚至无法保持健康。

这是个很复杂的列表，上面都是你不想要的最强大的敌人。重要的是，在开始新的生活之前，你需要接纳失眠带来的不适。正如美国心理学家卡尔·罗杰斯（Carl Rogers）所说："当我能接纳自己本来的样子时，我就能作出改变。"接纳过去和现在的状态（即原本的痛苦）是在生活中前行需要克服的第一个障碍。

　　好消息是你能控制所经历痛苦的放大程度，因为它只不过是你不愿意去体验的原本痛苦的产物。事实上，失眠的主要原因是不断地挣扎和回避不良的睡眠，而不是失眠本身。例如，当你失眠时，有这样的想法很正常："如果我不睡觉，明天就应付不过来。"然而，让你保持清醒的不是想法本身，而是你想极力清除这个想法或者把它变成更积极的东西。

　　花点时间想想你的痛苦和不适，有多少是原本的，有多少被放大了。对于许多失眠患者来说，他们经历的痛苦有一半是与原本的痛苦作斗争的直接结果。

　　你已经到达了岔路口，是时候做出决定如何应对失眠了！你可以继续努力控制和回避失眠，继续放大失眠以及它对生活的影响；或者可以选择接纳自己原本的痛苦，让自然、深沉、有效的睡眠出现，伴随开启充满活力和能量的新生活（图 2.2）。

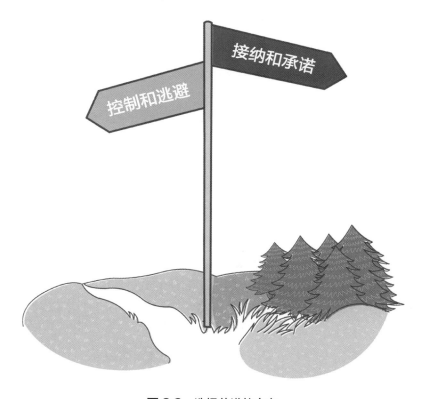

图 2.2　选择前进的方向

案例继续　6 个月后，我接到卡洛斯的电话，他告诉我准备采用我的方法。他描述了在这段时间里他如何尝试了无数的方法去摆脱失眠，所有尝试都没有成功修复睡眠。尽管浪费了时间、金钱和精力，但他很享受这段旅程，因为这让他接纳了事实：没有快速修复的手段或神奇的药。最重要的是，现在他接纳了要从失眠中恢复需要他愿意面对失眠的不适，这是他一直拼命想要避免的。他还意识到，和余生继续与失眠作斗争相比，接纳现实可能就非常微不足道了。

"接纳"不就是"屈从"的另一种说法吗

对很多人来说，"接纳"通常会和"屈从"这种更消极的状态混淆。如果你认为自己永远不会再睡好觉。或者你已经尝试了一切，但都没有起作用，大脑已经忘记了如何睡眠，因此你一直在使用安眠药，不再尝试其他的方法，就会屈从于失眠。

你不愿意帮助自己前进，这时只有两种情况会发生：停滞不前，或者变得更糟。

相比之下，接纳意味着你接受有失眠，并承认这只是目前的情况。这远不是听天由命，也不是表现出软弱。事实上，这标志着真正的力量，因为愿意在午夜来临的时候与原本的痛苦待在一起，这需要很大的勇气。通常，再喝一杯酒、吃一片药或整夜看电视来逃避失眠要比选择继续失眠容易得多。然而，在内心深处，我们知道虽然这些事情可能会让人一夜之间就快速恢复，但它并不是长久之计。

就像来访者卡洛斯一样，总有一天你会需要面对自己的恐惧，虽然这可能会让你害怕和不舒服，但会给你带来巨大的解脱感。当失眠患者意识到自己可以停止挣扎时，他们通常会说自己更放松，更能坦然面对问题，而不是被问题左右。因此，愿意接纳失眠并不是软弱或某种受虐行为的表现，而是对你经历的经年累月的挣扎、浪费的精力以及错过的机会的合理而有益的回应。

做最有帮助的反应

你的目标是获得自然、高质量的睡眠。5 周课程将帮助实现这一目标，帮你为睡眠做出最有益的决定，那些助你入眠而不是阻碍入眠的决定。要做到这一点，你需要在自然而然地倾向于控制和温和的接纳之间谨慎选择。宁静的祷告生动地描述了这样的抉择。

> 赐予我平静，去接纳不能改变的事；
> 赐予我勇气，去改变能改变的事；
> 赐予我智慧，去分辨两者的不同。

由于大多数人都非常善于改变生活中不喜欢的事情，所以本课程主要集中在接纳无法改变的事情上。如果你仍然不确定是否能做到，那么可以想象一下：有一个吵闹的邻居，他的音乐吵得你睡不着觉。此时，有些事情是可以控制的，比如你可以去他家，让他们把音乐关小。然而，如果噪声来自大脑，脑海中充斥着各种想法，那么试着让它安定下来只会让想法叫嚣得更大声。在这种情况下，学会改变与想法的关系，而不是挣扎着去改变想法本身，这才是更有效的解决方案。

> 与我开始实施这个方案之前相比，现在即使我处于睡不着的状态，第二天仍然看起来很好。以前，我整晚都在与睡不着作斗争，第二天就会感到精疲力竭。我从其中学到的是，真正让人痛苦的是与清醒的状态作斗争，而不是清醒状态本身。
>
> 理查德，英国伦敦

数以百计的人已经从课程中受益，现在正在享受高质量的睡眠。通过遵循以下实践技巧，您也可以和他们一样。

正念和睡眠

你将要学习的是克服失眠的革命性方法。它的独特之处在于，它并不是用来让你入睡的。在练习的过程中，它对你的帮助将会变得明显，并且鼓励你在白天和晚上都坚持执行。

接纳失眠的第一步是要注意到自己在挣扎。如果你意识不到，就无法放手。这听起来显而易见，但我们很容易陷入无意识的思维模式，完全不知道周围发生的事情或自己的行为。

有时可能我们在做事或交谈，思想却在别处。因此，我们对实际的任务没有印象，甚至不记得别人说了什么！对我来说，最常出现的就是锁门离开之后，会再问自己是不是锁上门了。

一般来说，这种无意识是相对无害的，也是做白日梦时会发生的。然而，在压力大的时候，比如睡不着的时候，对当下正在发生的事情缺乏意识，会让你无意识地持续挣扎。你可能整天都在担心睡得太少了，或者想象如果不睡觉，明天会有多糟糕。夜复一夜，你都在试图解决失眠问题。当然，这种过度思考确实会让你保持清醒，但对你来说是这样吗？

好消息是，你已经拥有了所有需要的工具，让你能够看到自己正在拉绳子，然后选择放手。那么什么是正念呢？当我女儿 1 岁的时候，如果给她一些葡萄干，她会好奇地探索它的每一部分。在它进入嘴巴之前，它可能已经进入了她的耳朵或者去过了她的鼻子。在不耐烦的父母鼓励她吃东西的时候，她可能会用手指把它压扁，或者只是盯着看，那眼神似乎永远不会消失。生活在此刻是超出正常时间概念的缓慢探索的过程。它没有评判，这被称为初学者的心态。对我的女儿来说，这意味着那一刻是用来探索葡萄干的每一个细节，而不是用来思考它与过去吃过的葡萄干相比如何，或者想象下一个葡萄干会是什么样子。她活在当下，你也可以。

不幸的是，随着年龄的增长，你会积累大量的经验用来比较和判断事物。你变得更加熟悉周围环境，生活节奏加快，导致花在当下的时间更少。你在幻想中跑来跑去，以为只要能多做一点就能休息。我相信你也知道，这样的想法是陷阱，会导致你越走越快。在这种状态下，很可能你没有时间停下来闻一闻玫瑰的香气，你很容易陷入自己的思维，走不出思维的漫游状态（图 2.3）。

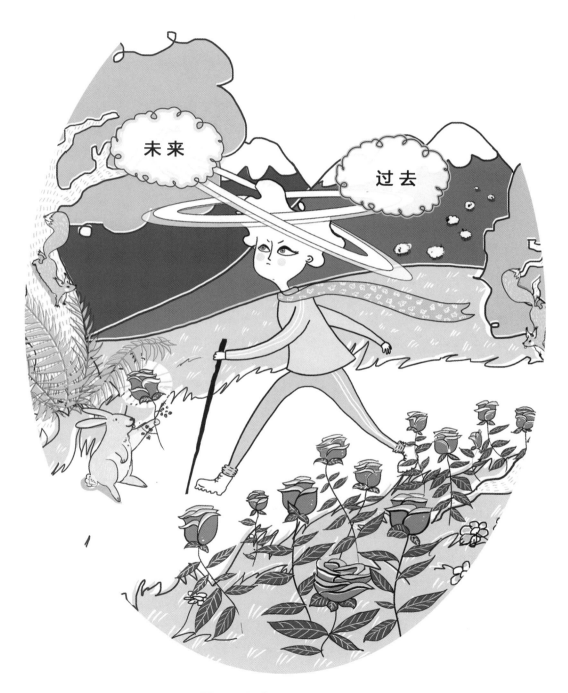

图 2.3　没有时间去闻一闻玫瑰

关于睡眠

你不需要成为佛教徒才能从正念中受益；古往今来，几乎世界上所有的文化和宗教都在使用正念。你只需要有意识地去关注当下。

现在全世界都在学习正念。近年来，大量研究证明了它在治疗各种精神和躯体疾病方面的有效性，包括强迫症、慢性疼痛、焦虑、抑郁、药物成瘾和失眠。以失眠为例，我们试图控制此时此刻的痛苦，并寻找解决办法，但这些毫无帮助的努力却放大了症状。正念提供了一种温和的方式去体验、承认和尊重这种不适，而不是挣扎着避免或改变它。正念是 ACT 的重要元素，也是 5 周课程的必备技巧。

我现在大部分时间都在练习正念。我现在的睡眠比以往任何时候都要好。此外，我还发现了一些正念练习——比如专注于自己的呼吸，注意自己的感官——在因为有了两个小孩而变得忙碌以后尤其有用。这很容易让人感到疲惫或者想得太多，但是正念技巧经常帮助我回到当下，停下来享受那些快速流逝的时光。

尼基，英国伦敦

案例继续　要帮助卡洛斯摆脱与失眠的斗争，他首先需要在行为中控制住自己。为此，我引入了"活在当下"的概念，而不是总在担心前一晚睡得有多糟，或者如果再度过一个糟糕的夜晚，明天会更糟。他以前听说过正念，但总是认为他在这方面很差劲，因为他的思维会乱跑。在治疗期间，我教他在白天和黑夜都关注自己的感觉，以此将他拉回当下。我解释说，虽然他无法阻止思维不断地走神，但总是可以选择缓慢地让这些令人分心的想法走开，而进入当下。

经过一周的练习后，他描述自己是如何注意到晚上床与身体的接触，从而将自己从恼人的想法中分离。他惊奇地发现，注视想法来来去去，而不是卷入其中，这一过程帮助他放慢了飞奔的思维，让他在夜里醒来时感到更加放松。

开始观察

正念，或观察你现在的处境和正在经历的事情，包括选择观察正在发生的事情，即使你并不喜欢它。这意味着当你睡不着的时候，要观察大脑和身体活动，选择接纳，而不是试图摆脱或回避。这也意味着要用全新的视角看待失眠，而不是透过既往的面纱，就好像这是你第一次看见它一样。这样做可以让你以最有效的方式行动，就像引文的作者鼓励的那样。

> 活在当下，
> 有意识地去观察发生了什么，
> 选择如何回应那些经历，
> 而不是被习惯性反应所驱使。

我很喜欢这段引文，因为它强调了积极关注的关键：对于如何应对经历，你总是有选择的。甚至最根深蒂固的习惯，如相信无益的想法或服药来控制睡眠，都是可以打破的，如果你能正视自己并选择不这样做。

活在当下时，你会真正观察到发生了什么。观察到自己在睡眠中的挣扎是很有帮助的。因为一旦看见它了，你就不会再被困住了。

你有没有注意到，看到别人的问题并提出有用的建议比发现自身的问题要容易得多。正念对此提供了局外人的视角，使你能够以最有效的方式应对生活中的压力。

将要学习的技巧将帮助你在夜以继日的挣扎中看清自己，并给予温情的支持，就像你对需要帮助的朋友所做的。

为了达到目标，下面有 5 种正念技巧可供即刻开始练习。每一种技巧都需要建立在本身的正念能力上，提供一系列可以在白天和夜晚使用的有效技能。它只会占用你几分钟时间。在开始之前，请花点时间阅读以下 3 个简单的指导语，这将有助于长期实践。

◎　　正念不是用来让你睡觉的。当练习正念的时候，当你选择去关注此时此刻发生的每件事时，大脑和身体会自然而然慢下来。这可能会让你感到放松，甚至昏昏欲睡，你可能会观察到自己在这段时间内第一次有想打哈欠的冲动。这显然是件好事，但重要的是要记住，这不是正念的目的，用它来控制睡眠只会让睡眠离我们更远。

- 允许走神。正念不是指大脑一片空白。在练习的过程中，思想游离到某个想法、记忆或其他分散注意力的事情上是完全正常的。如果发生了这种情况，那么温柔地说："谢谢你，意识。"然后将注意力拉回到你关注的事情上。不管思想游荡了多少次，重要的是，当它游走时，你要注意到并选择把它带回来。

- 时间是当下。每天都要练习几次。只要你喜欢，随时随地都可以练习。可以在步行上班途中、坐在公园长椅上时、超市排队中、做饭时，甚至是躺在床上的时候。只要花点时间去观察在那一刻你在做什么。

练习：关注感官

练习的目的是接收各种感觉，因为它们每时每刻都在发生。

- 首先，找一个舒适的地方坐下或站着，闭上眼睛，花点时间平静下来。

- 当你准备好了，轻轻地把意识集中在感官上，比如听到的、感觉到的、闻到的、尝到的，或者睁开眼睛，能在环境中看到的（图 2.4）。你可以大声说出或者在脑海中默念关注到的每一件事。例如，我能听到鸟叫，或者我能感觉到我的背靠在椅子上。

- 在进入下一个感官之前，花 10 秒专注于当下的感官。如果你感觉不到什么，比如没有什么东西可以闻，那么就简单地报告事实，然后转向另一种感官。

- 如果你的意识从想法上游离（这是很可能会发生的），那么就感谢这次分心，并让意识回到感觉上。

何时使用

可以随时随地练习，无论白天或晚上，练得越多越好。可以是走在街上时、坐在家里时，甚至晚上躺在床上时。可以闭着眼睛或睁着眼睛来做。如果你喜欢挑战，可以看看能否在开始下一个感官之前，至少关注到一种感官的三个部分。

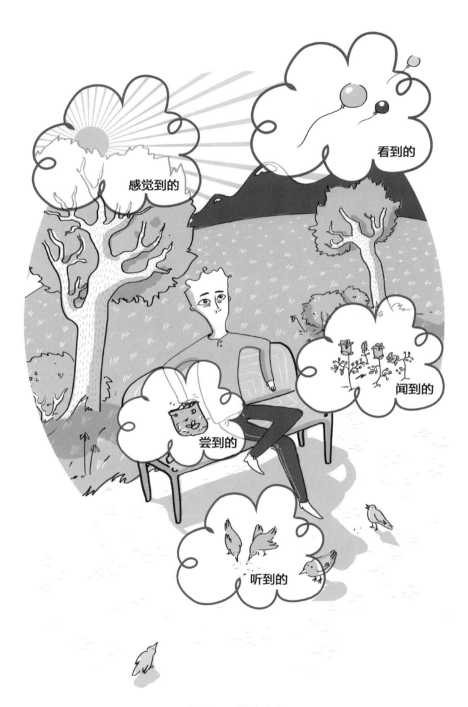

图 2.4 关注感官

关注想法

我们有能力去观察和思考。当然，你可能已经注意到花在思考上的时间比观察要多。在最近的一次假期中，我看到了令人惊叹的日落。当我看到的时候，我想必须拍张照片放到脸书上。当寻找相机时，我的思绪中飘散着朋友们看到照片时的赞美。我花了五分钟才找到相机，不幸的是，在这段时间里我错过了最美的日落，也没有拍到那张照片。这段经历让我意识到，我无法阻止自己去思考，也无法阻止自己采取行动，但我可以对它们做出不同的反应。回想起来，如果我承认每一个想法，然后选择在那一刻把注意力转回到欣赏落日余晖，看它逐渐地落到地平线以下，那么我就不会错过了。

思想在行为中扮演着重要的角色。关键是，不需要思想来决定行为，有选择权利的始终是你。当你阅读本书，你需要掌握的陌生概念是及时意识到你有两个维度。了解两个"你"之间的不同极为重要。你的人正在看着页面上的文字，你的想法正在思考文字的意义。有能力关注到"在思考的你"有助于意识到你和你的思想是分离的。让我们试试下面的练习来帮助理解。

练习：关注"在思考的你"

- 闭上眼睛 30 秒，观察任何突然出现在脑海中的想法或画面。
- 当你发现一个想法或画面时，大声地或者压低声音逐字说出"想法"，然后温柔地把注意力转回到关注上，看看是否有更多的东西冒出来（图 2.5）。
- 如果你愿意，你可以命名想法，比如工作、晚餐、关系或者其他任何发生的事情。如果没有想法出现（有时会发生），你就会发现，自认为的没有想法出现，这本身就是一种想法。

养成观察想法的习惯并以这种方式标记它，这可以减少自动认同想法并降低陷入其中的风险。

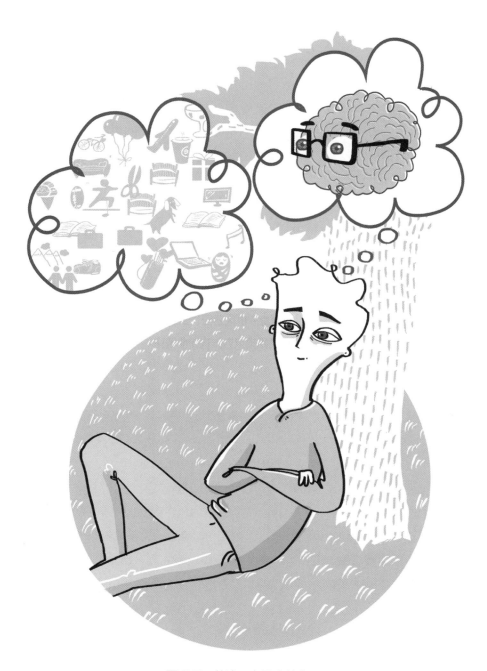

图 2.5　关注"在思考的你"

关注评判性思维

我们已经看到了在事情发生时，我们拥有观察和思考的能力。现在来看看这有什么好处和坏处。当观察的时候，你只是简单地描述存在于现实中的原始事实，因此你是客观的或不带有判断的。例如，如果留下来看日落，我会观察到每一刻的不同颜色和形状。我会观察并列出看到的东西。这种观察的重要特征是它基于此时此地，所以在完全相同的时间、地点，如果问另一个人听到或看到了什么，他可能会说同样的话。

相反，当思考时，你是主观的，会根据过去的经验做出判断，因此不再基于现实。例如，当我看日落，将它与所见过的其他日落进行对比，评价它为我所见过的最好的日落之一，这促使我拿起相机。这种想法并不基于现实，而是基于之前储存在脑海里有关于日落的内容。如果另一个人看到它，基于他的经验，可能会得出完全不同的观点。有趣的是，我的想法引导我思考应该如何拍照并与他人分享，甚至想得更远，比如当其他人看到照片时可能会有什么反应。正如你所看到的，随着每一个想法，我变得越来越远离现实，越来越深地沉浸在脑海里。

因此，在应对失眠时，学会区别描述和评判是至关重要的。如果清醒地躺在床上，感觉心跳得很厉害，你的脑海里会浮现什么？对于许多失眠患者来说，首先就是评判，比如"如果心跳不能很快慢下来，我将无法入睡，甚至会心脏病发作！"显然，这样的评判是无效的，因为它将导致肾上腺素释放，从而进一步升高心率。它还会导致无益的行为，如尝试使用放松策略来降低心率，如果不成功，就会导致沮丧、肾上腺素增加，心率进一步升高，最终可能导致惊恐发作。

相反，如果能够客观地描述体验，比如，"我能感觉到心脏在胸膛里快速跳动"，这意味着你接纳了那一刻的事实，并且没有再增加任何无益的判断和情感。

矛盾的是，如果你不去尝试改变心率，心率就不会增加，因为肾上腺素不会更多地释放。这个课程的关键是能够以正念和客观的方式回应这些由终日失眠带来的不适。这可能需要练习，但效果远不止改善睡眠。

　　我最大的乐趣之一就是尽可能多地去散步，这给我提供了练习正念的绝佳机会。过去，根据心情，我可能会有目的地散步，并沉浸在思绪中（通常边担心点什么），或多或少对周围的环境浑然不觉，只要在户外就好了。或者我会在路上漫步，偶尔停下来欣赏风景。现在，不管心情如何，我都会留意走路的方式、脚步声和摆动的手臂。我更加注意呼吸方式，关注并感激天气对皮肤的任何影响。我对周围所有的景象和声音都有强烈的感知，我期待每次出门都能进行这种行走冥想。

詹妮弗，英国伦敦

关注呼吸

呼吸的规律性使它成为一种很好的锚定，我们可以在任何时候锚定它，而且这是免费的。这使它成为很好的正念工具。它也是最容易观察到的躯体感觉之一，这就是为什么新手和有经验的冥想者都练习它。

练习：关注呼吸

在此，你将练习关注呼吸，并把它作为当下的锚定点。

- 在安静的地方找一把舒适的椅子，以放松的姿势坐下，闭上眼睛或低头看地板。
- 把意识集中在呼吸上，观察吸气和呼气时身体出现的感觉。例如，你可能会观察到胸壁或腹壁的起伏，或者可能会感觉到空气从鼻子里涌出来。当正常呼吸时，你所要做的就是观察发生了什么。目标是找到你认为最容易关注的部分。如果有用的话，你也可以数一下呼吸，比如吸气时数"一"，呼气时数"二"，一直数到十，然后再从一开始数。
- 抑制住想要改变呼吸的冲动、深呼吸或者看看能集中精力呼吸多久：这不是现在的目标。
- 当你关注呼吸时，可能会发现思想已经游离到某个想法、图像、声音或记忆上了，它们突然出现在脑海中，然后瞬间自动吸引了你的注意。当这种情况发生时，用友好的问候来转移它，比如"你好，想法"或者"谢谢你，意识"，然后通过将意识拉回到呼吸来轻轻地放下它。每当走神的时候，就把关注带回来。这

样做的目的是培养温和的关系，不管头脑中出现了什么，即使它真的是半夜里的
无益想法。

何时使用

虽然练习可以在任何时间、地点进行，但是在刚开始练习时，建议要在一天中找
出三个三分钟的时间段：比如在早上、中午和晚上各一次。随着不断进步，你可以开
始增加练习时间，达到每次十分钟或更久，但不要勉强自己。你也可以在晚上，躺在
床上睡不着的时候进行练习。

温馨提示

保持规律。为了提醒自己练习，留个便条，贴在能看到的地方，或者在手表或手
机上设个闹钟。你也可以下载睡眠学校的应用程序，它会提醒你并记录练习。

不要去比较。正念呼吸可以让你观察当下，所以不同阶段之间的比较没有必要，
也不重要。如果大脑开始判断你的处境，比如"我今天早上好多了"或者"我今天没
有想法了，做得很好"，那么承认这些想法并感谢大脑，之后回到关注呼吸中去。

自责。在第一次尝试时，很容易出现"评判性思维"，说你在做的一切都是错的
或者你应该有更多的感觉。如果发生这种情况，很可能你在做的是正确的，因为你所
做的一切都是在关注呼吸。你没有尝试特别地呼吸来让自己变得超级放松或进入深
睡眠。

空白画布。首先，你自己会试图创造某种形式的空白画布或空白的大脑，因为如
果能让大脑关机，那么你就能睡着。虽然这听起来是个好主意，但很明显，你又落入
了控制的陷阱，而且通常只会引发更多的思考。你的目标恰好相反。这意味着你要打
开思维，允许想法进来，迎接它，然后轻轻地放开它，回到关注呼吸上。

放手。这个词经常被误解为摆脱想法。这和"顺其自然"的含义是一样的，即你
选择让它们与你同在，不再与它们斗争，也不再关注它们。这就是为什么我说你应该
放手，然后轻轻地把注意力转移到呼吸上。

最佳的意图。在开始每次练习前，花一些时间去注意潜藏在头脑中的任何可能的
意图，比如"这样做是为了放松，这样我就会睡着"或者"我这样做是为了让生活回

到正轨"。如果这样的意图存在你的头脑中，温和地了解它，通过专注呼吸而让它离开。评判性思维很容易把正念当作帮助入睡的工具，但它不是。

惊恐感。对一些人来说，仅仅是将注意力集中在呼吸上的想法就会使人呼吸困难。无数个夜晚，为了入睡或摆脱焦虑的感觉，你都在做深呼吸，这让你的注意力集中在呼吸上，让你感到警觉和焦虑！如果你属于这种情况，那么我建议暂时把注意力集中在身体的其他部位，比如心跳。在本手册的后续部分，你将学习利用一些技巧来靠近这种焦虑，并能够再次正常呼吸。

案例继续　作为卡洛斯正念练习的一部分，我决定教他正念呼吸。然而，当他把注意力集中在呼吸上时，他感到焦虑，想停下来。他解释说，曾经无数个夜晚他都在做深呼吸，希望能入睡，结果却发现自己很沮丧，因为深呼吸不起作用，有时甚至让他更加清醒。因此，他非常不愿意使用任何涉及呼吸的技巧，因为他知道这对他不起作用。

　　听到这些，我解释说这种经历非常普遍。由于尝试用深呼吸来强迫自己入睡且失败了，他现在已经让睡眠与呼吸产生了负面的联系。我提醒他，正念的意义在于用大脑去注意当下正在发生的事情；这不是为了让他放松或入睡。我向他保证我不希望他改变呼吸，而希望他只是专注于呼吸运动。我告诉他可以短期内把注意力集中在另一个锚定点上，比如心跳，然后开始逐步过渡到练习关注呼吸。

关注感觉和冲动

　　每一天的每一个瞬间，身体都会发送在舒适状态下的关于情绪、感觉和冲动的数以百万计的信息。无论是心脏的跳动，肌肉的颤动，还是饥饿、疲惫、兴奋或悲伤的感觉，都是体验的一部分。它向你实时反馈身体正在发生的事情，并指导你在当下采取最佳的行动方式。例如，如果在吃东西的时候感到饱了，大多数人就会停下来。

　　可悲的是，许多人已经忘记了如何倾听这些感觉，或者选择将它屏蔽掉，希望它会消失，但结果却只会随着时间的推移而恶化。不眠之夜可能充满了许多不想要的感觉，这就是为什么那么多失眠患者竭尽全力去回避他们体会到的恐惧或不舒服的感觉。喝酒或吸毒可以带来短暂的平静，但通常，感觉会更强烈地回归，并且会更大声地叫嚣来吸引注意力。最后，你会觉得是在和自己的身体作战。愿意倾听、拥抱并为当下的感觉和冲动留出空间，意识到它不会伤害你，这是正念中的关键点。

练习：关注感觉和冲动

- ◎ 找一个安静的地方坐下、站着或躺着，轻轻闭上眼睛或直视前方。用 10 ～ 30 秒的时间，注意身体在坐着、站着或躺着时的协调感。
- ◎ 把意识放在身体上，不要关注任何存在的情绪、躯体感觉或冲动。从脚趾开始，极缓慢地向上扫描整个身体（两边），直至头顶。用这样的方法，把意识带到你的脚趾、脚、脚踝、小腿、大腿、骨盆、腹部、胸部、手、前臂、上臂、脖子，最后是头。
- ◎ 花 10 ～ 30 秒扫描每个区域，关注任何你注意到的，比如肌肉抽搐、心脏跳动、眼睑颤动、忐忑不安、胸闷、焦虑或沮丧、坐立不安，甚至什么也没有注意到。这样练习 5 ～ 10 分钟刚刚好，时间也可以更短或更长。
- ◎ 这是让你真正了解身体，深入了解它所渗透的生命的好机会。注意任何想要战斗或避免某些情绪出现的冲动。用接纳的态度去欢迎你意识到的事，即使你不喜欢它或它让你感到不舒服："你好，心跳加速"或"快进来，焦虑感"或"谢谢你，躁动感"。
- ◎ 如果无用的想法试图说服你不要去体验特定的感觉，那么也要关注它，欢迎它，然后轻轻地将注意力回到聚焦的区域。

何时使用

　　这个技巧可以单独使用，也可以与关注感官和呼吸联用。在一个安静、放松和安全的环境中慢慢感受身体很有帮助。随着日益熟练，你可以闭上眼睛，在任何你觉得舒服的地方练习。这样可以加强练习的广泛性，而不仅仅是在家、在安静的时候才能够集中注意力。如果你晚上睡不着，这也很有用。

温馨提示

时机。伴随进步，你可能会想要延长练习时间到 10 ～ 20 分钟，甚至更久。如果时间比较久，试着躺在舒服的地方。如果开始感到困倦，就睁开眼睛看看房顶。你也可以持续几秒钟快速扫描身体，感受身体，比如在等待水烧开的时候关注心跳。

夜晚。午夜，当感到疲倦时，你很容易把不想要的感觉看得太严重，并立即尝试去改变、减少或回避。要带着嬉笑、好奇和兴趣去接近它，关注它给你的感觉和想要的反应。

关于睡眠

研究表明，正念是帮助改善慢性失眠的有效技巧。实践证明，有规律的睡眠可以显著增加睡眠时间，减少入睡所需的时间，提高睡眠效率（实际睡眠时间占在床上的总时间的百分比）；它还能改善自评量表中失眠严重程度的评分。

研究人员认为，这是因为正念能够帮助失眠患者降低过度觉醒水平，使他们能够以低反馈应对无用的想法和痛苦的情绪，从而为自然睡眠的出现创造更有利的条件。另外一项研究也表明，8 周的冥想训练与大脑中涉及情绪和认知调节的区域的解剖学变化有关。

关键是，正念不是为了让你入睡而设计的，而是为了增加你对失眠不适感的耐受性。当能够接受半夜出现的状况，你就不太可能有情绪上的反应，才更可能拥有长时间睡眠。

日常生活中的正念

生活有时可能会很忙碌，做个有心人或停下来闻闻玫瑰的香味可以给你带来丰富的体验，不然你可能会失去它。正因如此，正念不仅会帮助你克服失眠，还会让生活更丰富、更有活力。你越关注生活，睡眠就会越好。

正念当然也有益于生活的其他方面。当和女儿玩耍时，我的思维有时候会游离，想着当天或第二天发生的事情。相比之下，当我用心和她玩时，我的每一部分都得到呈现。我能看到她的幸福，感受到她温柔的抚摸，听出她声音中的细微变化。我也注意到她知道我在这里，而不是在走神。

每天花点时间做正念练习是很好的，你在生活中的其他时候也可以这样做，比如正念散步或者正念进食。

练习：每日正念

选择一项你每天都要做的事，把注意力时刻集中在它上面，就好像这是你第一次做这件事一样。大脑很可能会走神，如果真的走神了就把它带回来，继续专注于这件事。先花几天时间专注于这一项活动，之后再选择专注于另一项。

何时使用

随时随地。刷牙、洗澡、散步、吃饭和洗碗等都很好。专注于无聊的琐事也很好，因为它通常是最容易引起走神的。

温馨提示

练习的提醒。许多日常活动已经变得如此根深蒂固，以至于要做甚至记住这个练习都很困难。浴室镜子上的便利贴可以在下次刷牙时提醒你。

卡住。在压力大的时候，或者感到疲惫不堪的时候，我们很容易回到过去的习惯中。它在脑海中挥之不去，并且想要让你去做其他事。当这一切发生的时候，注意到它，并将关注拉回当下的任务中。

睡眠学校治疗失眠的方法彻底改变了我对睡眠的看法。如果我可以停止试图解决问题，接纳失眠，而不是把整个事情颠倒过来，那么我会发现想法只是想法，我可以选择观察而不是阻止它。这是非常自由的。有意识地练习让我获得了全新的视角，这不仅帮助我睡得更好，而且改善了我的整个生活。

丹尼斯，加拿大温哥华

在夜晚使用技巧

在夜晚保持正念是为了让你以正确的方式对待睡眠，但不是为了让你入睡。它会帮助你看到与失眠的无意义斗争，并让斗争过去，留在当下，乐意以非批判性的方式去经历任何事情。这是对糟糕的睡眠的有益反应，因为你选择安静、温和地关注，而不是挣扎。你在告诉大脑，睡眠不足不再是一种威胁。你也为自己节省了很多宝贵的能量，这会让你在第二天更有人情味。

选择在夜晚保持正念的确需要很大的勇气和意志力，因为它意味着你要摘掉眼罩，直面所有你花了很长时间试图回避的魔鬼。对很多人来说，这也意味着选择待在床上，而不是起床做事。然而，正如参加过这个课程的人已经发现的那样，它永远不会像你想象的那么糟糕。

练习：关注夜晚

- 首先，当你上床或醒来时，花几分钟关注触觉是有帮助的。你可以关注枕的枕头，脚趾上的羽绒被，或者床垫和身体贴合的地方。如果大脑走神了，你就轻轻地把它拉回来。注意材质是硬的还是软的，光滑的还是粗糙的，热的还是冷的。触觉是一种很好的感官，因为在夜晚没有其他更多可以被关注的感官。

- 现在花几分钟观察呼吸，如前文所述。记住，你可以在任何地方关注呼吸，当然也可以在床上。

- 最后，花几分钟去关注身体中时刻出现的感觉，详见"练习：关注感觉和冲动"。

何时使用

当你每天晚上上床睡觉的时候，花几分钟练习上述的每一种正念技巧。把这些技巧当作有益的方式，帮你从挣扎中解脱，找到正确的睡眠打开方式，而不是让你入睡的技巧。记住，睡眠正常的人会喝口水，上厕所，改变睡姿，也许会在醒来后胡思乱想一会儿，再继续睡。他们不会花几小时去做正念。

温馨提示

躺下。正念练习可以用你觉得最舒服的姿势躺在床上进行。如果躺得太久了，那么坐起来或者花几分钟坐在床边也可以。

节省能量。花点时间享受躺在床上的安静和清醒，并因正在为第二天节省能量而感到安慰。

清醒。当第一次正念地躺在床上时，你会感觉更加清醒。毕竟，你选择和那些已经与之战斗多年的恶魔坐在一起，所以你会很自然地更加警惕。然而通过练习，你会注意到，尽管它们全力让自己看起来很吓人，但实际上不会伤害你，很快你就会开始放松，能够继续享受你的床了。

继续前进

在本周，你学会了时刻关注自己的思想和身体，不再需要与失眠作斗争。你可能已经从改善睡眠中受益。如果是这样，那么我认为你可以继续课程，因为你可以获得更多；这不是一个快速的解决办法，但是个长久的解决方案。

如果你正经历相反的情况，不要担心，因为在这个阶段这很正常。正念是指对出现的任何事情都保持开放的态度，这可能意味着过去与失眠无关的痛苦也会出现。在这个阶段，你可能觉得打开了不希望打开的有虫的罐头。这是完全正常的感觉，甚至你的睡眠质量可能还没有刚开始课程的时候好。通过持续地练习，你会发现与失眠的关系有所缓和，同时睡眠也有所改善。在下一周，你将学习一些强大的技巧，使你能够欢迎任何持久的痛苦和折磨，而它们可能会妨碍睡眠。这样你就可以离实现每晚拥有深沉、有效的睡眠这一目标更进一步。

案例继续　几周后，卡洛斯报告说，虽然睡眠还没有明显改善，但他感到比以往任何时候都更放松，也更能应付白天。对他来说，巨大的变化是他现在精力充沛，他把这归因于不再整夜与失眠作斗争。这很好，因为这意味着他可以开始享受生活中更重要的事情，比如与伴侣和孩子共度美好时光。选择晚上不挣扎也有助于给大脑强有力的暗示，即睡眠不再是一种威胁。这使他能在几个月内恢复到正常的睡眠模式。

欢迎
思想和身体中
出现的一切

喜悦、沮丧、无价值感、一
瞬间的想法都是"意外来客"，
欢迎并招待它们。

耶拉鲁丁·鲁米

本周我们会：

- 学习如何欢迎在身体里呈现的一切，这将让你能够每晚都接近自然、深沉、有效的睡眠。

- 理解身心为什么会对糟糕的睡眠做出反应，以及能做些什么来帮助自己。

- 了解失眠时产生的不想要的想法、情绪、身体感觉和冲动。

- 学习如何摆脱头脑中不受欢迎的想法。

- 开始去体会，去创造空间，去和情绪、身体感觉、冲动共处，它们会因糟糕的睡眠而在体内起起伏伏。

来访者案例：玛丽和她飞奔的思维

玛丽到睡眠诊所问诊时，已经失眠好几年了。她形容失眠的整个过程就像被一群怪物不断地折磨，这些怪物会进入她的思想和身体。睡觉的时候，它们会讲述她如何失眠，或者明天将会毁于一旦的故事。第二天，它们告诉她，每个人都认为她看起来很糟糕，她会在工作上失败。

伴随想法而来的还有同样令人不快的焦虑、悲伤、疲倦和恶心。她说现在自己相信怪物说的一切，它们一旦到来，她就屈服：夜晚将毁于一旦，她看起来将一团糟，会在工作上失败。在她眼里，唯一的出路就是摆脱它们，因为她知道极少数情况下，当它们不出现时，她可以入睡并且第二天感觉好多了。

欢迎那些不受欢迎的

本周我想介绍一种更革命性的方法来应对失眠，包括利用欢迎背后的内在力量。你将学会如何用语言欢迎、走近、拥抱、放松、腾出空间，甚至与出现在思想和身体中的一切玩耍。

我知道要求你欢迎失眠可能听起来有点疯狂，你连一步都很难迈出，甚至不可能开始。对于要退缩或者屈服于失眠这个磨人的小妖精，你感到气愤是很正常的。不过，我相信，如果你读下去，就会明白欢迎失眠是重新获得好眠的关键。

再者，你已经拥有了所有需要的技巧，因为欢迎是日常生活的自然组成部分。你要做的是学会如何将它应用到失眠中，这样就可以继续日常生活，每天晚上都能获得高质量的睡眠。

当欢迎朋友来家里时，你会走向他们，进行眼神交流，并做出友好的动作和姿态，如握手、亲吻或语言上的欢迎。这些简单的动作随着年龄的增长烂熟于心，并且被大脑识别出是安全的。在那一刻，你的精神和身体变得松弛，你看起来更加乐观，心情变得轻松，你有留下来享受这段经历的冲动，不知不觉中，警觉水平也会降低，这会对睡眠能力产生深远影响。现在花点时间想想你对失眠的反应，以及这会给大脑带来什么样的信息。

夜晚的斗争

如果你和许多来访者一样，将入睡过程比喻为斗争（图 3.1），失眠就不可避免。不幸的是，种豆得豆，睡眠也不例外。任何意图对抗、避免、改变或摆脱失眠的尝试都会告诉大脑，你正受到威胁，并触发与生俱来的生存反应。此刻，你会在精神和身体上警觉，因为大脑准备站起来战斗或逃跑。脑海里充斥着各种想法，心情变糟，肌肉紧张，身体畏缩，你变得完全清醒。因此，选择如何对失眠做出反应决定了失眠的情况，只有学会迎接失眠，你才能重新训练大脑，让它再次安然入睡。

> **案例继续**　玛丽让我教她如何驱逐怪物，因为她做的一切都失败了。我说我很想让她的想法和感觉消失，但这不可能，如果真有办法做到，那也将进一步加强它们的力量和数量。与之相反，我提出了允许它们存在并欢迎它们的概念。这样，大脑会立刻明白，这些想法和感觉并不是需要攻击的敌人，对她来说睡觉是安全的。这样的回应也意味着这类想法和感觉不再占据中心位，日夜折磨她。
>
> 　　随着时间的推移，玛丽认识到，虽然她无法控制它们何时出现或说什么，但可以控制如何回应怪物，明白了欢迎是最有帮助的反应。最重要的是，她意识到怪物不必离开，自己也可以轻松地躺在床上入睡，第二天也能继续工作。

在下一部分，您将学习一系列独特的技巧，设计它们是为了欢迎所有用来回应失眠的，出现在白天或晚上的不必要的想法。学习过程中，你将加入许多成功地使用"欢迎"来回应失眠的来访者中，让飞奔的思维和焦虑的感受平静下来，每晚都能睡个好觉。

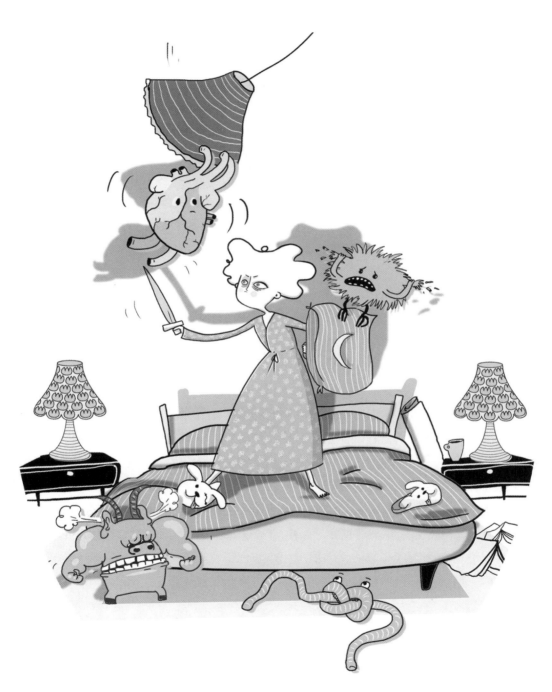

图 3.1　卧室的斗争

经过反复试验，我发现对我最有帮助的技巧是最简单的技巧。所以当开始注意到自己有一些无用的想法时，我只会说"我又在考虑睡觉了"或"我在考虑余生"。对那些最常见的想法，我会开始缩小甚至拥抱它们："我在考虑睡觉"或者"我一直有的想法"。我也会欢迎它们："你好，睡觉相关的想法，你又来了。"随着时间的推移以及康复和训练的推进，我发现如果不去想的话，我甚至不需要对想法给予这么多关注。这几天，我注意到自己在焦虑某些事（不一定与睡眠有关），我发现一旦我想到它，就可以对自己说"哦，我又在想了"，并向自己承认它甚至都不是真的。然后我回到当下，一般是借由集中注意力到当下听到、看到的东西所引发的最直接的身体感觉上。

爱丽丝，英国伦敦

头脑里的怪物

当试图入睡的时候，没有什么比飞奔的思维更令人讨厌的了，因为这会阻止我们入睡，就像玛丽一样，大脑就像是一群小怪物的家，一旦头靠到枕头，小怪物就会不期而至。它们一心想让你保持清醒，急切地从解决生活问题跳到翻阅过去的记忆，然后跑遍一天中发生的事情，重温对话，或者只是用一首朗朗上口的曲子填满脑袋。它们也可以成为灾难分析专家，无情地讨论诸如"为什么我的睡眠开始变差"或"我该怎么解决呢"或"如果我不睡觉会怎么样"（图 3.2）。所有这些都让你保持清醒。

夜以继日地倾听这些想法，你很难相信它们不是真实的。就像买了一本好书、看了一部电影或做了一个白日梦，你会在头脑中陷入恍惚的状态。唯一不同的是，大脑里的故事通常不会这么容易被放下或关掉！

那一刻，你会觉得战斗、逃跑或试图改变想法可能是唯一的选择，但这样做会让它们变得更多、更强大。欢迎它们则会产生相反的效果，学会如何欢迎之前，必须先理解大脑为什么会这样想。事实上，尽管很难让人相信，大脑其实只是在试图保护你。

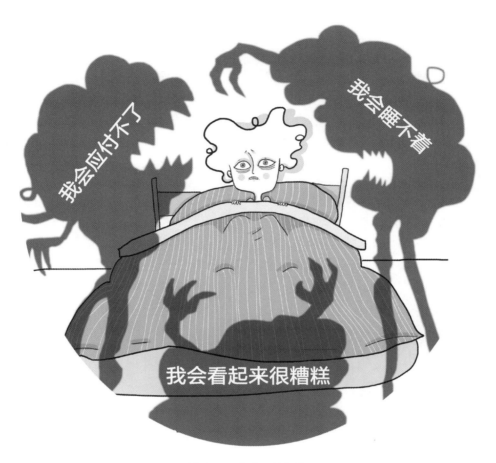

图 3.2　头脑里的怪物

我们的生存反应

从进化论的角度，如果大脑一直处于活跃状态，并且总是试图预测可能出现的问题，那么你更有可能存活下来。这就解释了为什么每天你的成千上万个想法中大部分都是负面的。大脑会永久性地监测当前发生的事，并将其与过去的信息联系起来，这些信息在将来会有相似的用途。

你可能有过这种经历：当在收音机里听到一首有意义的歌，你会像是回到第一次听它的时候；刚割下的青草的味道让人觉得很舒服，仿佛回到了小时候，在花园里玩耍的炎热夏日。

从生存的角度看，这是非常有效的过程，因为它设法利用过去的经验来预测未来的潜在威胁。这就解释了为什么当遇到与睡眠有关的事，不管是上床睡觉、晚上醒来、感到焦虑，甚至只是读一篇关于睡眠的报纸文章，大脑都会忍不住回忆起睡不着的时候，并据此推断今晚的睡眠状况。

这也解释了为什么你会发现如果在夜里醒着，大脑就会充满有关过去糟糕睡眠的记忆和对未来会失眠的灾难性预测。通常这始于"为什么我醒着"，接着是"我该怎么做才能重新入睡""我应该吃片药吗"或者"我应该起来做点什么吗"。如果采用的策略不起作用，那么诸如"这似乎不起作用""我还剩多少小时"或"我到底有什么问题"之类的想法会悄悄地出现。

随着时间流逝，想法开始预测未来，比如"我应付不了明天"或者"我看起来会很糟糕"。如果糟糕的睡眠持续，大脑自然而然会去寻找结束痛苦和折磨的方法，长期失眠的人可能会产生自杀的念头。

关于睡眠

思维挑战是一种广泛使用的对抗负性思维的方法。例如，睡觉的时候，如果发现自己有"我今晚无法入睡"的想法，你可以根据过去的经验来挑战它的有效性，用更积极的想法来代替它。比如，"我这周度过了几个美好的夜晚，所以今晚也可以好好睡一觉"。从表面上看，给思维更理性、更平衡的前景确实有意义，有助于平息不断上升的焦虑，促进更好的睡眠。然而，我在工作中注意到情况并非总是如此简单。

其中一个主要问题是，大多数人根本不相信自己的理性言论，特别是在半夜。许多人还发现，这个过程就像一场无休止的拔河比赛，大脑在创造思想，然后自己去挑战它，仿佛两者在不断地来回拔河。

另一个潜在的问题是，富有挑战性的想法把不良的言论放在最基本、最重要的层面上，而这些在大脑中只是一些杂音罢了。因此，挑战的行为毫无帮助地吹嘘或扩大了无益的想法，而不是仅仅将其作为简单的想法。况且，大多数失眠患者抱怨脑子里已经有了太多的想法，挑战只会带来更多的想法。

还有一个问题，具有挑战性的思维常常以积极的方式利用过去的经验预测未来，例如"我四晚中有两晚过得很好，所以今晚我有可能再睡个好觉"。虽然了解积极的睡眠史会有帮助，可能你已经想方设法利用它来入睡，但最终你无法预测未来，并且这样做可能很危险。当预测没有达到想要的结果时，你可能会感到沮丧，结果又回到了原点。最后，重要的是要记住，过去的已经过去了，而未来的还没有发生。专注当下，选择你喜欢的想法，放弃那些不喜欢的想法。

试图压抑自己的想法同样很麻烦，研究表明，压抑会激发试图回避的想法和与之相关的情绪反应。

接受不被欢迎的想法

当你欢迎自己的想法，可以将它置于当下，仔细看看它。你尊重它是自己思想的产物这一事实，但你有清晰的头脑，不会将它当作字面上的真理。你不再需要费劲去摆脱它，或者把它变得更正面，而是接受它是恰巧进入脑海里的杂音。最重要的是，欢迎能让你对不想要的想法做出反应，而且不会助长其他想法或觉醒。

为了能够接受不被欢迎的想法，首先要知道发生了什么。这可能是个简单的过程，因为你看到它每天出现，但如果这种情况已经很多年了，这个过程可能就是自动的，只有当你突然感到焦虑或经历了心跳加速时，才知道它们来了。

以下是失眠患者关于失眠的一些常见想法及其对生活的影响。我给予每个想法一个简短的昵称或标签。这是快速引用的方法，稍后你会用到。你可以看一看，并找出哪些和你类似，开始做自己的清单，包括给想法贴上简短的标签。

想想你在白天和晚上重复讲述的故事、评论、贬低人的话等。如果你的想法主要是图像，那就去描绘场景或描述它的样子。

可以试着把想法写在纸上，这样有助于让它从脑海中消失，并在你和它之间产生间隔。只能在白天写，因为睡眠正常的人不会在晚上列长长的想法清单。一旦有了清单，你会发现把它放在身边，提醒自己和想法是分开的，这对失眠很有帮助。

想法的名称	想　　法
睡眠	我今晚会睡不着
应对	如果今晚无法入睡，我将不能应对明天的事
修复	我该怎么做才能修复睡眠
药物	我是不是应该再吃一片药
为什么	为什么失眠会发生在我身上
如果发生了怎么办	如果明晚也睡不着，我该怎么办
失败	因为我没办法睡着，所以我是个失败者
欺负	我不想再可怜自己了，我需要整理一下自己
自我评判	我为什么要这样对自己
健康	失眠肯定会严重影响我的健康
时间	我还能睡多久
孤独	我是唯一一个无法入睡的人
妒忌	这不公平，为什么他们都能睡着而我不行
支柱	如果我不戴耳塞，就无法入睡
噪声	如果他开始打鼾，我就睡不着了
同床共枕	如果我和别人睡在一张床上，就会睡不着
疲劳	如果不快点睡觉，我明天会崩溃的
功能	如果不睡觉，我就无法发挥出最佳水平
形象	明天我会看起来很糟
感受	明天我会很难过的
工作	我不能再做这份工作了
其他人	每个人都会认为我吸毒
放松	我需要放松才能入睡

续表

想法的名称	想　　法
屈从	我再也睡不好觉了
破坏	如果又睡不好怎么办
抑郁	我会变得沮丧
焦虑	如果我感到焦虑，就睡不着觉
心跳加速	如果心跳再快一点，我就会心脏病发作
人际关系	失眠影响了我的人际关系
方法	这种治疗失眠的方法对我不起作用
生活	失眠阻止我过正常生活

案例继续　为了向玛丽解释她要如何去理解怪物的想法，我使用了常见的 ACT 隐喻——牛奶、牛奶、牛奶。我让她想想"牛奶"这个词，描述一下突然想到的是什么，是冷的、白色的、乳脂状的，它来自奶牛，装在一个纸箱里。我解释说，这些都是她随着时间的推移而发展起来的与这个词有关的联想，对其他人来说联想可能有所不同。然后我让她快速地把这个词大声地重复 1 分钟，并注意发生了什么。她报告这个词失去了意义，最后变成了一种奇怪的声音，与最初的联想毫无相似之处。她很惊讶，这样长期存在的信念是怎样变成噪声的，她开始意识到也许她根本不需要摆脱怪物。

练习：欢迎想法

以下是几种不同的用来练习欢迎想法的方法。

欢迎：每当你注意到不被欢迎的想法突然出现在脑海中，用友好的方式问候它："欢迎""请进"或"很高兴见到你"。如果是常客，那就承认这一点，并说："你又来了"或者"很高兴再见到你"。然后把注意力放回想法到来之前正在做的事情上（比如躺在床上）。

描述：如果觉得一开始就欢迎想法太快了，那么可以用中立的方式来迎接客人。当它出现，在它前面加上描述性的语句，比如"我现在正在想如果不睡觉，我将会无法应付明天"；或者你可以描述大脑在做什么，比如"我的大脑又开始胡言乱语了"或者"我以前听过这个故事"。这样做会让你和想法之间产生非常必要的距离。

感谢："谢谢你，思想，为你产生的这个想法"是另一个简单、有效和富有同情心的方式，让你从想法中解脱。它将你从想法中分离，告诉大脑是安全的。

命名：随着你对自己的想法越来越熟悉，可以开始使用昵称，让自己在想法中游刃有余，例如"刚上床，我看到经典的睡觉、药物、应对和形象都出现了，我还看到随之而来的焦虑和沮丧！欢迎大家"。

和想法玩耍：有些想法听起来很有说服力，因此很难摆脱，特别是在晚上。在这种情况下，你可以唱（例如"生日快乐"），也可以用喜剧演员（例如荷马·辛普森）的声音表演，无论是发出声音还是不发出声音。这听起来有点傻，不那么容易让人相信。或者你可以试着改变想法的节奏或音调。任何扭曲脑海中声音的形式都足以打破那些让你纠缠其中的联系。

何时使用

白天和晚上都可以练习欢迎想法，但白天练得越多，就越容易应对夜晚的想法（图 3.3）。

温馨提示

目标。欢迎想法不是摆脱它或改变它的内容，而是把自己从想法中解脱出来。然后你可以把注意力放回正在做的其他事上，从而让想法待在意识中。夜晚，这可能意味着在床上保持安静和平静，注意到枕头与脸的接触。

图像。如果想法大部分是图像，比如想象自己整夜躺在床上睡不着觉，或者第二天无法应对工作，那么发挥图像的功能性也可以打破形成的联想。举个例子，试着把它放在电影院的屏幕上，或者当图像出现在大脑时改变它的大小、颜色、形状和出现的速度。

创造距离。你可能会注意到，用简短的描述性语句作为想法的前缀，会让你和它之间产生距离感。这还可以减缓思考的速度，使你能够进入大脑的理性部分，它让你明白无论是否相信想法，都只是你的选择。

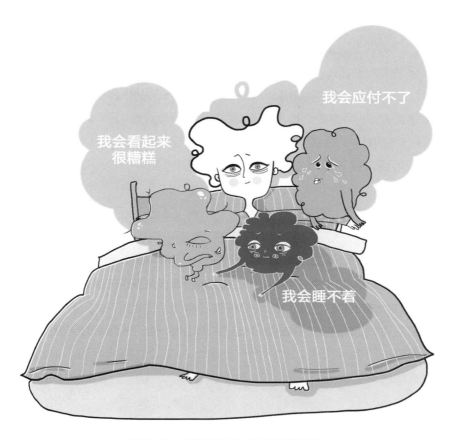

图 3.3　欢迎脑海中不被欢迎的想法

在下一部分，你将学习欢迎所有不想要的情绪、身体感觉和冲动的技巧，这些情绪、感觉和冲动是为了应对失眠而在白天和晚上出现的。

恐惧感受

情绪反应和身体感觉是进化上的生存机制，它可以让人准备逃离危险或走向安全。它可能短暂而强烈，比如有人跳出来吓唬你时的奔跑冲动，或者和老朋友团聚时的温暖感受。它也可以是持久的，比如关于爱和悲伤的经历。

当感觉全天候对生活事件做出反应时，我们会体验到它的起落。这就解释了你怎样在几秒钟内从快乐、欢喜到焦虑、愤怒。只需要一点点悲伤的消息，甚至只是突然出现一个悲伤的想法，情感和生理状况就会彻底改变。它们是在大脑和身体中发生的化学反应的产物，结果却脱离了控制。然而，缺乏控制是相互的，虽然它们可能会让你倾向于以某种方式行动，但不会控制你最终的行为。例如，当去面试的时，你可能会感到害怕并有逃跑的冲动，但是你可以选择是否逃跑。

> 失眠会影响你的情绪和身体感觉，也会影响你的行为。

糟糕的睡眠与情绪调节之间的联系已经成为日常用语。所以当某人心情不好时，我们会调侃"今早起床的方式不太对"，或者如果孩子开始变得情绪化或心烦意乱时，我们可能会说"他熬夜了"。

当谈到失眠时，你能体验到的情绪反应和身体感觉广泛而又个性化。如果某个晚上睡不好，第二天就会有很多新的感觉和反应出现在身体和脑海里。恼怒、烦恼、暴躁、饥饿、对糖的渴望和疲惫感都会到来。对一些人来说，这会让他们感到悲伤、亢奋、急躁和焦虑。

最常见的是当你觉得快要睡着的时候，你会感到焦虑，或者"胃打结"。在你上床准备睡觉时，可能会开始关注到自己的心跳或呼吸加快，特别是在没能及时入睡时。当这种情况经常发生的时候，通常会导致挫败感、无助感或想放弃。此时此刻，你会被想辗转反侧或起身做事的冲动压倒，不想完全清醒地躺在床上。

随着时间的推移，愤怒会慢慢出现，它会指向任何人或事。伴侣、枕头、吵闹的邻居和同事都可能被波及，忍受你因疲劳而引发的愤怒。嫉妒的感觉也很常见，尤其是当你碰巧睡在某个一碰到枕头就能睡着的人身边。时间再度流逝，悲伤、绝望、孤独和沮丧的感觉会出现，耗尽你对生活的热情。对一些人来说，这种感觉有时可能只是冰山一角，如果可以的话，甚至还会出现与过去经历相关的更深、更黑暗的情感。

对我来说，几个难以入眠的夜晚就能把过去对失败的恐惧带入，这种力量让人感到失眠从未离开。对其他人来说，它打开了一扇大门，让人体会到以前经历过的压抑、拒绝、焦虑和内疚等感受。用这种方式，失眠有能力让人重回不想要的过去的情感中，所以你希望尽一切努力摆脱它是有意义的。然而，就像想的那样，你对自己的感觉几乎没有控制力，而且试图去控制只会使情况恶化。相比之下，学会欢迎它们是更强大的重置情绪恒温器的方法，让你在晚上能睡得安稳。

关于睡眠

最近的研究已经能够确定疲劳和情绪调节间的联系。睡眠剥夺似乎会抑制情绪调节或应对日常情绪挑战的能力。

实际上，你会回到一种更原始的状态，杏仁核会进入超负荷状态，使情绪反应加剧到超出当下所需的水平。这可以解释为什么许多来访者报告说，他们在半夜或第二天经历了非常过度的情绪反应，明明是小事却为此泪流满面或暴躁、易怒和具有攻击性。疲劳也会影响记忆的处理，研究表明睡眠糟糕的人更容易回想起不愉快的记忆，而不是快乐的记忆。

情绪调节困难也可以解释为什么糟糕的睡眠常常伴随着额外的心理障碍，如焦虑和抑郁。传统上，失眠被视为抑郁症的症状之一。这也是为什么我的许多来访者被告知他们是抑郁症患者，而不是失眠症，且要接受治疗。然而，研究表明，失眠既可能是抑郁的症状，也可能是抑郁的原因。这是有依据的，因为如果你不睡觉，情绪就会低落，就更容易感到抑郁。这也解释了为什么我的许多来访者报告说，如果拥有美好的夜晚，他们的情绪会显著提高。

因此，有意识地学会观察和欢迎自己的情绪和感觉，在半夜或第二天将自己解放出来，是解决失眠造成的相对失衡的方法之一。

案例继续　经过 1 个月的练习，玛丽说，当她上床睡觉时，她会想象自己是一所夜学的女校长，怪物是她的学生。她描述了自己带着班级登记册去看谁每天晚上来上课，并发现这非常有帮助——因为这样做的时候，她不再害怕怪物，实际上她对谁会来上课充满期待。她惊讶地发现，自从做了这个练习，怪物数已经下降了，而她实际上没有试图摆脱它们。不过，她也注意到，如果她第二天有需要表现出色的事，教室里又会挤满了怪物。但这一次，她愿意将怪物登记到所谓的"夜校"中，并意识到她可以睡在一个满满的教室里。又过了一段时间，她甚至决定放弃对"怪物"的描述，因为她不再以这种方式看到它们。

欢迎不想要的情绪反应、身体感觉和冲动

　　和想法一样，要从情绪和感觉中解脱，第一步就是熟悉它们。最常见的无论白天还是黑夜都会出现在来访者身上的情绪就是焦虑，它往往表现为急躁的心情，会促使来访者做放松训练。同样，如果你感到害怕，肌肉就会紧张，并有服药的冲动。绝望感可能会导致胸闷，让人有喝酒的冲动。如果觉得无聊，由此产生的不安可能会让人有起床去做事的冲动。

　　现在回想你的情况，开始列你自己的清单。例如，你可以写"孤独—胃打结—叫醒伴侣"，或者写"沮丧—肾上腺素飙升—尖叫和大喊"。可以随意添加这之外的内容：这事关了解失眠的过程。当这样做的时候，开始你可能会感到有点不舒服、害怕，甚至有想停止的冲动。这很正常。可能在开学第一天或开始新工作的时候你就有过类似的感觉。如果真的发生了，花点时间确认一下现在谁出现在你的身体里，友好地欢迎它，然后继续。重要的是要记住，虽然你不能控制哪种情绪和感觉在晚上出现，但你可以选择如何回应。在下一部分中，你将学习如何在生活中再次成为一个睡眠良好的人。

练习：欢迎你的情绪反应、身体感觉和冲动

　　以下是一些欢迎在夜晚或白天出现的不想要的情绪、身体感觉和冲动的方法。

　　见面打招呼：正如对不想要的想法所做的，当你注意到任何情绪、身体感觉或冲动到来，友好地欢迎它，例如"你好，沮丧，今晚很高兴见到你"或"你好，想吃药的冲动"或"欢迎你，疲倦，我知道你今天已经决定加入我们了"。以这种方式可以轻松地防止自己无益地陷入其中并进一步放大它。

　　描述：花点时间不加评判地描述出现的所有情绪、身体感觉和冲动。想象一下，它是身体内的物体，你正在"查看"它。为了更客观，扫描一下身体，回答下列问题。

- 哪些情绪正在显现？例如"我能感觉到焦虑和恐慌"。
- 哪些身体感觉出现了？例如"我能感觉到心跳加速和胃部的疼痛"。
- 这些感觉在身体的哪个部位最强？又在哪里最弱？例如"它们在肚子里最强，在

脚趾最弱"。

- 这些情绪和感觉在身体表面还是深处？例如"它就在肚子的中央"。
- 这些情绪和感觉在做什么？例如"它们转得很快"。
- 这些情绪和感觉有形状、特点或颜色吗？例如"它们看起来像一个巨大的、紧紧缠在一起的、烧着的绳团"。
- 这些情绪和感觉有重量、质地或温度吗？例如"它们感觉非常沉重、粗糙和炽热"。

腾出空间：允许情绪、身体感觉和冲动在体内存在，为它们创造生存的空间。从前面的问题中得到答案（例如"它们看起来像一个巨大的、紧紧缠在一起的、烧着的绳团"），用想象力在它们周围和你的内心创造一个大空间（想多大就多大）。允许它们自由移动并漂浮在空间内。如果愿意，你可以把呼吸带到这个空间，来帮助创造那种开放和自由的感觉，并软化你与它们的关系。花点时间观察它们在空间中的移动，注意它们存在于体内的感觉，而不是不断挣扎着把它们挤出来。

玩耍：一旦熟悉了它们，并能将它们视为与你分离的部分，你就可以开始在脑海中与它们玩耍。花点时间赋予这些情绪和感觉生理特征。想象一下，当它们一个接一个地走上舞台，你坐在剧院的观众席上看着它们。让它们穿上好玩的衣服，按照角色进行表演，比如愤怒的公牛在舞台上奔跑，耳朵里冒出蒸汽。

漂浮：花一点时间，让冲动在日夜起伏中随波逐流。把在脑海中经历的每一个细节尽可能客观地都写下来，比如"我有种起床并再吃一片药的冲动""我的脑子里充满了'药'的想法""我的身体变得不安"或者"我感到身体里有一种不断上升的焦虑感"。注意，尽管感觉不是很好，但你可以随着冲动和体验漂浮，并选择你想如何表现，而不是被它们吞噬。

何时使用

随时可以练习，欢迎出现在白天或黑夜的情绪、身体感觉和冲动。如果它们只在晚上出现，那么就在白天练习，回忆最近一个糟糕的夜晚，欢迎所有到来的情绪、感觉和冲动（图 3.4）。

温馨提示

　　感受你的感受。这个技巧的目的是感受情感、身体感觉和真实存在的冲动，而不是去害怕。这就减少了进一步放大它们的机会，也降低了你在床上醒来的概率，你有希望早点入睡而不是很晚都睡不着。这个技巧并不是被设计用来以任何方式摆脱、减少或改变它们的，虽然当你敞开心扉去体验时，这些都可能发生。如果感觉很快消失，那就随它去吧，但要记住，这不是目的，如果将来以此为目的，可能不会有同样好的结果。

　　晚上更强烈。大多数来访者报告说，无论是在上床的时候还是在半夜，他们的感觉都是最强烈的。如果你也是这样，那么在白天练习可以帮你为晚上与感觉共处做好准备。仅仅因为白天没有练习，晚上的感觉可能就会更糟。

　　欢迎想法。当你使用技巧的时候，思维通常会不断地向你发送一些令人不安的想法，比如"这太可怕了。"或者"我能做些什么让它消失呢？"欢迎这样的想法将有助于你走上正轨，而不是回到快速解决的方向。

　　精力投入的效率。记下你投入了多少精力去试图摆脱不想要的感觉，而不是仅简单地投入精力。你可能会发现，你甚至不知道自己已经投入了百分百的精力。

　　描述与评价。当进行练习时，你很容易不知所措，并从描述模式转到评价模式。请注意，"描述"的意思是对当时发生的事情给出客观的、非判断性的心理描述。例如，"我感受到心脏在胸口快速跳动。"而"评价"则意味着对经历给出主观和判断性的意见。例如，"我的心脏跳得太快了，我想我是心脏病发作了。"学会以这种方式有意识地"描述"经历，有助于看清自己的感觉，并明白虽然它们可能引起不适，但实际上不会伤害你。当你审视情绪和感觉时，问问自己："它们是伤害了我，还是让我不舒服了？"可能有助于提醒自己。

　　触发因素。很多情绪和身体上的感觉都是在特定的触发因素下发生的，比如进入卧室、躺在枕头上、半夜醒来或者知道自己必须早起开会。了解这些触发因素可以让自己有充分的准备，并愿意体验任何出现的东西。

　　满满当当。有时当你创建空间时，想象中的物体会变得越来越大，充满了空间。此时，请带着好奇心和兴趣轻轻地观察。如果你想，就可以用想象力让空间变大。

　　阻止的冲动。如果你感到有阻止某件事的冲动，或者你的评判思维性思维持续命令你将其去除，那么，只需要简单地感谢你的身体有这样的冲动、你的头脑有这样的想法，然后回来继续创造空间。跟随感觉空间做法表示你愿意体验这些，不再害怕它们。

　　好玩的体验。将好玩的特性赋予情绪和身体感觉将使它们更客体化，从而增强你想要靠近、体验它们的意愿。请注意，这种方法不是用来掩饰或回避这些情绪和感觉的。

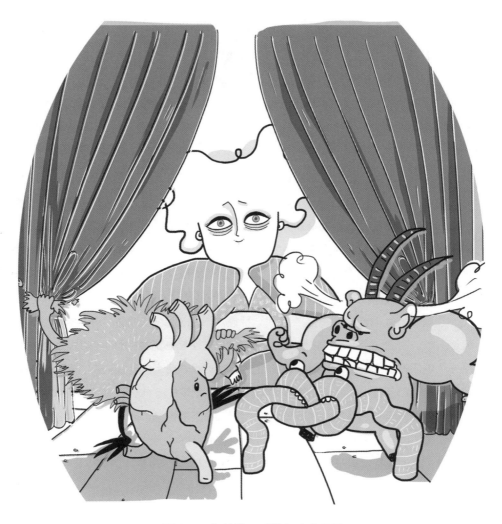

图 3.4　与情绪、感觉和冲动玩耍

关于睡眠　🌙

很久以前，和别人探讨问题就是人类解决问题的方法。无论是和家族的其他成员聊天，或是和朋友喝咖啡，甚至是向危地马拉的忧虑娃娃诉苦，分享痛苦就可以让痛苦减半。然而，直到最近，人类才知道从描述感受中能够释放出治疗的力量。

最近的研究表明，当你描述自己的情绪时，杏仁核和边缘系统的反应就会减弱，而它们是大脑中产生情绪困扰的区域。描述的行为会激活大脑中被称为前额叶皮层的理性部分，然后评估当前的情绪反应是否有益，并相应地控制它。

这表明，学会客观地在头脑中大声地描述思想、情绪和身体感觉，以此来化解它们，可以媲美与好朋友或治疗师讨论所产生的治疗力量。因此，在已知压力会上升的时间（例如上床睡觉，半夜或第二天醒来）选择使用此类技巧，可能使你以最有益的方式应对睡眠不足。

案例继续　玛丽真正感到艰难的是白天的疲倦。她说有几天她是那么痛苦和疲惫，以至于无法集中精力工作，总是忘记事情。她怀疑是否真的有必要为了能够正常睡觉而接受这种可怕的感觉，以及她是否还会恢复正常。我向她解释说，虽然不睡觉可能会让她第二天感觉很糟糕，但挣扎只会感觉更糟。我让她回想拔河的比喻，越是努力克服失眠，失眠就越是强大。不过更重要的是，这也增加了夜间清醒的程度，因为她整夜都在想第二天会有多糟糕。我让她用和晚上相同的技巧来了解白天的感觉。

几周后，她报告说，每当注意到一种感觉，她都会友好地向它打招呼，比如"你好，疲惫"或"谢谢你今天来了，筋疲力尽"。她描述了当感觉真的很强烈时，她会把它们一个接一个地用传送带送出来，就像以前经常看的游戏节目上的奖品一样。当感觉到达时，她都会大声喊出是什么，实际上她开始期待下一个出现的是什么。她惊讶地发现，仅仅注意到疲倦，而不是和它斗争，就能避免放大它。她还报告说，自从采用这种技巧后，她不再担心如果不睡觉会有什么感觉，这意味着她睡得很好。另外，即使她真的度过了一个糟糕的夜晚，她也只是尽自己所能过好白天，同时让疲惫到来。

建构
新的睡眠模式

睡眠不是一门普通的艺术：
为了睡觉，一个人必须整天保持
清醒。

弗里德里希·尼采

本周我们会：

· 了解什么是正常睡眠，身体需要多少睡眠，什么时候是睡眠的最佳时间。

· 探索睡眠的不同组成阶段及其在夜间循环往复的过程。

· 当你想要在今后的生活中建立新的、持久的睡眠模式时，需要明白睡眠调节是非常重要的。

· 了解睡眠正常的人是如何睡觉的，然后学着睡个好觉。

　　我看过很多医生，包括睡眠医生，发现 CBT 以及他们给的其他建议和药物并不能缓解失眠。这让我很沮丧。在我参加睡眠学校的课程之前，我曾以为我的睡眠驱力发生了无法修复的损坏，我下半辈子都会失眠。但睡眠学校给我的解释使我对失眠有了新认识。睡眠学校的课程不需要我们在生活中做出任何重大的调整或改变，而且课程内容很容易实现。一旦掌握了窍门，将对改善睡眠大有帮助。其中有些练习在应对日常生活的压力上也很有用。我参加这个课程已经一年了，现在我睡得很好，每晚能睡 7 小时，周末则睡得更多，而以前我只能睡 2 小时或者 3 ～ 4 小时。

罗莉，美国科罗拉多州

　　睡眠是由大脑中的数个生理过程共同调节的。它是不受控制的自动程序，也就是说不是想睡就能睡着的。尽管睡眠是自动程序，但自然睡眠节奏很容易被打乱，这就是失眠。为了帮助重建正常的睡眠模式，我们想尽可能地帮你找到符合你正常生活的睡眠节奏。为此，我们将帮助你理解：

- 什么是正常的睡眠。
- 应该睡多久。
- 应该什么时间睡觉。
- 怎样表现得像睡眠正常的人。

什么是正常的睡眠

　　当饱受失眠之苦时，你可能会认为 8 小时不间断的、有效的睡眠是最理想的。睡眠学校的课程会帮你弄清什么是正常睡眠以及正常睡眠可能存在的变化，这能让你对什么是良好的睡眠有务实的期望。

　　世界上没有两个人能拥有完全相同的睡眠体验，你也不会经历两次同样的睡眠。

每天晚上的睡眠都会有各种变化。没有所谓完美的睡眠：我们每个人都会在短时间内入睡，也会每晚醒来一次或多次。正如课程中反复提到的，正是我们无法入睡时的行为和醒着时的行为决定了我们是睡眠正常的人还是失眠的人。

　　睡眠是通过在头部放置电极来测量的，检测出的大脑电活动可以反映出你是醒着还是睡着了。下方的结构图（图 4.1）记录了睡眠正常的成年人整晚的睡眠情况。从图中可以看出，典型的夜间睡眠是在觉醒、浅睡眠、深睡眠和快速眼动（REM）睡眠之间重复循环的。而且你会惊讶地发现，浅睡眠是最常见的睡眠阶段，至少占睡眠正常者夜间睡眠的 50%。当处于浅睡眠时，你会感到昏昏欲睡，接着慢慢失去对外部世界的感知，然后进入深睡眠。

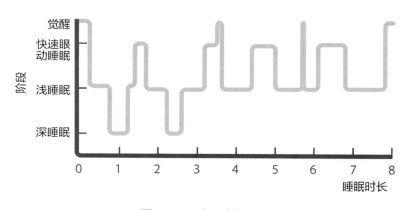

图 4.1　一夜正常的睡眠

　　深睡眠，顾名思义，是一种深度的睡眠，这就是为什么如果在这期间醒来你就会格外地懵。只有在深睡眠时，身体才能生长和自我修复，所以深睡眠对人是非常必要的。你可能会再次惊讶地发现，即使是睡眠正常的人，深睡眠也只占总睡眠的大约 20%，而且大部分深睡眠都是在一晚的前三分之一里完成的。

　　最后一个睡眠阶段是快速眼动（REM）睡眠，它发生在夜晚的后半段和清晨到醒来的这段时间里。在这个阶段，大脑非常活跃，它会留下记忆，从现实和梦中管理情绪，使你睡眠变浅，很容易被唤醒。这也解释了为什么你在早上醒来时会想起做的梦，或者感到疲惫不堪、精神萎靡。

　　睡眠周期的循环时间是 1.5 ～ 2 小时，每个周期结束到下一周期开始前我们都会经历一次小小的觉醒。大多数正常睡眠者每晚会有 4 ～ 5 个睡眠周期，而且很多人甚至完全没有意识到自己每晚都会醒来几次。好的睡眠质量是通过完整的睡眠周期数量来衡量的，而不是单一的睡眠阶段。

睡眠中的这些觉醒可以帮助调整身体姿势，避免疼痛，同时也提供了上厕所的机会。如果你上了年纪，这也可以解释为什么现在的睡眠比年轻的时候更碎片化。

也有人认为，持续的觉醒是进化出的一种保护机制。入睡后，能在有规律的时间间隔内醒来就可以检查是否有危险靠近。如果你仔细想想就会发现人类的生存其实是取决于清醒的，所以我们做好战斗或逃跑的准备只需要几秒钟；而对于入睡这件事，即使是睡眠正常的人也至少需要 15 分钟才行。

现代人类虽然不用担心被剑齿虎吃掉，但我们还有其他的担忧，它们对于原始的大脑来说同样致命，所以我们会从睡眠中醒来，以保持清醒和提高警惕。这也解释了为什么越是努力让自己入睡，也就越容易把自己唤醒，如果多了解一点进化史的话。本课程的目标之一就是要巧妙地应对这种觉醒，通过训练大脑，使其能够安全地反复经历一个又一个的睡眠周期，而无须有意识地唤醒你或让你保持清醒。

来访者案例：约翰和他的夜间活动

约翰自从毕业并开始工作后，断断续续地失眠已经有二十年。在他来我这里的时候，已经养成了很多不好的习惯，比如花很长时间试图入睡，如果睡不着就频繁起床，以及睡在远离伴侣的空房间里。他来我这里，是希望我能帮助他，让他能和妻子睡在同一张床上。

应该睡多久

通常，失眠患者在床上待的时间要比实际需要的更久，他们希望借此增加睡着的机会。但事实是，在床上待太久会产生相反的效果，也会降低睡眠质量。在床上的时间只需要满足睡眠所需即可，而不是更多。

虽然成年人需要的平均睡眠时间是 7 ～ 8 小时，但人群的健康睡眠时间范围在

4 ～ 10 小时。因此，到底需要多长的睡眠时间是因人而异的，比别人多或少都不是问题，只要醒来时精力相对充沛，白天也能正常工作就行。

你目前可能还做不到，但我们会帮助你根据个人需要设定合适的睡眠时长。为了计算出你能达到的睡眠时长和应该在床上待多久，请看以下内容。

年龄和睡眠需求：所需的睡眠时长会随着年龄的增长而减少。新生儿需要 18 小时的睡眠时长，而 80 岁的人只需要 6 小时。

睡眠家族史：如果家人的睡眠时长都很短（比如 6 小时），那么你需要的睡眠时长也不会长。

近期睡眠史：如果你在过去的 1 ～ 2 年中成了失眠患者，但在此之前有健康而规律的睡眠模式，那就用当初的睡眠模式作为指导。

避免夸大：你认为自己需要的睡眠时长和实际需要之间可能有很大的差距。当睡眠不足时，你很容易"眼大肚子小"，高估自己所需的睡眠时长。如果睡眠正常的时候你也只能睡 6 小时，那就不要指望失眠时自己能睡 8 小时。如果你想睡得比需要的久，那你的睡眠质量就会变差。要知道，6 ～ 8 小时的完整睡眠要远远好于 9 ～ 10 小时的碎片化睡眠。

适度的睡眠限制：适度的睡眠限制可以帮助提高睡眠驱力，而且你也不会因为躺在床上的时间变少而过分焦虑。晚睡 30 分钟或者按时早起，几周后便能收到显著的效果。减少躺在床上的清醒时间能帮助你睡得更深，第二天精力也会更充沛。坚持几周这样的睡眠限制可以帮助建立新的睡眠模式（想要了解更多关于睡眠限制的知识，请参阅睡眠学校网站：www.thesleepschool.org）。

根据所学的知识，花点时间考虑一下你需要多久的睡眠时长。从现在起，用这个数字作为将在床上待的时间。无论数字是多少，你都可以利用这段时间来练习目前学到的所有知识，然后慢慢地重新训练大脑进入睡眠状态。

快速提示

即刻睡眠：选择计划躺在床上的时间并不意味着你马上就能睡那么久。它所做的就是为新的睡眠模式提供坚实的基础，让你有机会像睡眠正常的人一样，这个我们在接下来也会讲述。

规律的模式：一旦设定了新的睡眠时间，请尽可能地坚持执行。长远看来，这将有助于提高睡眠质量。在新睡眠时间的执行上，可以允许出现一些小波动（例如 20 ～ 30 分钟），但不宜过大。

灵活调整：当你习惯了新的睡眠模式，可能还会需要时不时调整睡眠时间。睡眠时间的灵活调整可以确保你最终拥有适合自己的长时间的睡眠。灵活调整包括时不时地限制或增加睡眠时长。每次睡眠时间的调整都要建立在之前的睡眠模式已经练习了几周并且证明很有效的基础上。睡眠时长不需要太频繁地改变，以免睡眠变得糟糕和紊乱。

意愿：如果遵循上面的指导，很可能你躺在床上的时间会比以前少，会需要晚睡或者早起，而这时大脑会不断地用各种各样的理由劝阻你，所以这就需要强烈的意愿来坚持。你可以观察大脑中的想法，欢迎它们来去自由，然后继续执行设定的睡眠计划。

睡眠日记：如果你不确定自己究竟有多少时间躺在床上，那么就有必要坚持写一周的睡眠日记。通过记录，你能够评估在床上躺着的时长是否符合你的自然睡眠需求，又是否需要改变。例如，当你躺在床上的时间过长，那么缩短睡眠时长是非常必要的。

关于睡眠

众所周知，醒着的时间越长，晚上就越困。这是因为睡眠驱动力的存在。睡眠驱动力是由大脑中的睡眠稳态调节器调节的，所以睡眠正常的人也至少需要在白天保持 16 ～ 17 小时的清醒（比如早上 7 点到晚上 11 点），因为这样才能产生足够的睡眠驱动力来实现晚上 7 ～ 8 小时的睡眠（比如晚上 11 点到早上 7 点）。这就像海浪一样，在到达岸边之前，海浪的大小和强度都会不断增加。睡眠驱动力也是如此，起床后睡眠驱动力就会上升，在睡觉前达到顶峰，然后逐渐下降，到早晨它又开始上升。

虽然产生和捕捉睡眠驱动力应该是毫不费力，但它很容易受到干扰。例如，在错误的时间睡觉，比如早上起太晚，白天补觉太多，甚至晚上看电视时在沙发上睡着，都会减少晚上的睡眠驱动力，从而让入睡时间延迟。这又会让你陷入睡不着的沮丧和焦虑中，然后激活"战斗或逃跑机制"的反应，从而变得更加清醒。

你可能经历过由补觉引发的失眠所带来的痛苦。例如，某一天你睡了又长又甜美的觉，随之而来，你可能会有好几个夜晚睡得很糟糕。的确，长时间的睡眠会让人感觉良好，但是如果睡得太久，就会降低第二天晚上的睡眠驱动力，而且这个循环会不断重复。这种补觉带来的影响在睡眠正常的人身上也能看到，比如他会为了弥补工作日的睡眠不足而在周末睡懒觉。所以当星期天晚上来临时，即使是睡眠正常的人也会缺乏睡眠驱动力。如果再加上对未来一周的担忧，那就更难入睡了。这也解释了为什么大家觉得周日的睡眠是一周中最差的。

案例继续　约翰说，他用来确保晚上能睡 6 小时的唯一方法，就是每天至少要在床上待 12 小时，即便如此，他睡的这 6 小时也是断断续续的。他每天晚上 9 点就上床，然后一直躺到第二天早上 9 点。其间，他要花 2 小时才能入睡，每隔 1.5 小时又会醒来，然后再睡 1 小时。他的睡眠模式已经影响到了与妻子、家人以及朋友的关系，所以他也不满自己的这种睡眠模式，但又不知道该怎么做。

在治疗期间，我告诉他，他的行为是很常见的，这种方法在增加睡眠机会的同时也削弱了睡眠驱动力。他也意识到，如果想改善睡眠，就必须减少躺在床上的时间，但一想到这点他又非常焦虑。我说，焦虑很正常，如果睡眠限制只会进一步提高焦虑水平，并导致失眠，那么当下开始限制睡眠是没有意义的。我们决定努力迎接焦虑，几周内他就准备好了。

我们把睡眠时长定为 8 小时这一人群平均水平。设定这个数字的原因如下：青少年的平均睡眠需求是 10 ~ 11 小时，而约翰现在已经四十多岁了，他的睡眠需求要小一些。此外，他的兄妹现在也经常每晚睡 8 小时，所以这个时长对于他来说也应该是合适的睡眠时长。

约翰决定把这 8 小时安排在晚上 11 点到早上 7 点。之所以选择晚上 11 点，是因为这是约翰通常在晚上自然入睡的时间，相应的，他需要在早上 7 点起床，他对此也很喜欢，因为他之前一直想在上班前能有时间做一些运动。

约翰表示第 1 周对他来说很艰难，就像预期的那样，产生了很多不想要的想法和感觉，而且早起对他来说太难了。然而，他并没有被想法和冲动牵着鼻子走，而是对它们敞开怀抱，并继续执行睡眠限制计划。计划执行 1 个月后，他说现在 30 分钟内就能入睡了，这对他来说是多年以来从没有发生过的。

应该什么时候睡

生物钟是习惯的产物，这就是为什么当频繁改变上床时间的时候睡眠就更糟糕。对于失眠患者来说，最常见的生物钟紊乱原因是上床和起床时间不规律，或者白天睡得太久。当你在该起床的时候躺在床上，你的生物钟就会有所调整，进而打乱了第二天晚上的睡眠循环。这就解释了很多人周日晚上入睡困难的原因——内部时钟的指针被往后拨了。

关于睡眠

　　保持生物钟准时的主要机制是眼睛对光照强度变化的感知能力。也就是说，当天黑时，大脑会接到释放促睡眠激素——褪黑素的指令，你就会感到困倦。相对的，当太阳升起时，光照增加会抑制褪黑素的分泌，而增加促觉醒激素——皮质醇的分泌，让你可以为即将到来的一天做好准备。

　　光照能够把生物钟重置回正确的时间，因此可以用来治疗某些睡眠障碍。例如，对失眠的人来说，早上外出散步 30 分钟，让自然光照射到皮肤上，就能有效地校准生物钟，从而改善夜间睡眠质量。此外，光照还可以在轮班工作之后或者倒时差的时候，帮助重置生物钟。

　　一天中你接受光照的时间也很重要，如果是起床困难，可以在早上接受光照，如果你是晚上还没到睡的时间就困了，那就在晚上接受光照。冬季或者不方便外出的时候，也可以使用模拟太阳光线的光疗盒进行光照治疗。

选择睡眠时机

现在你知道该睡多久了，试着在睡觉时遵守以下原则。

保持规律：制订你可以坚持的睡眠时长，且在周末也要按照计划执行。睡眠作息越规律，生物钟就会变得越稳固。

保持灵活：允许在一定范围内灵活调整睡眠时长（例如上下浮动 30 分钟）。这似乎跟之前的建议相悖，但就像睡眠正常的人那样，可以给自己一个缓冲区。如果设定的睡眠时长不能够灵活调整，那就有可能加剧你对睡眠的焦虑和挫败感，然后你就更清醒。需要灵活调整的事件还包括：偶尔早起（晚睡）赶早（晚）班飞机或计划和朋友出去玩。

保持可行性：让睡眠计划在接下来的生活中可行。例如，如果你必须早点起床为孩子上学做准备，那么把起床时间定在早上 8 点就不可行。虽然建议听起来都是非常显而易见的，但真当睡眠不足的时候，我们又总是会形成不切实际的睡眠模式。

倾听你的身体：睡眠时间是受基因影响的，这意味着你可能是夜猫子或百灵鸟。请你注意倾听身体，它会给出提示。如果你总是在午夜才感到困倦，那么晚上 10 点就上床是毫无意义的。

按时起床：如果熬夜或者在外面玩到很晚，第二天你只需要按时起床就可以避免造成生物钟紊乱。尽管这听起来很不可思议，但这的确可以避免生物钟前移，然后第二天晚上你才更有可能睡得好。如果早上起床对你来说很困难，可以做个应对方案，比如设置闹钟、直接冲个澡、准备好衣服和早餐，等等。

怎样表现得像睡眠正常的人

我所说的睡眠正常的人什么都没做，其实是说他们没有有意识地控制睡眠。你无法控制睡眠，也无法控制大脑，它已经学会了如何让你在晚上保持清醒，或者一想到睡不着就充满恐惧。然而，你能控制的是行为与睡不着的关系，这才是未来睡眠的决定因素。如果你想成为睡眠正常的人，那么你需要开始表现得像个正常人。

睡眠正常的人以不刻意促使自己睡觉的方式生活。总的来说就是通过不逼自己睡觉，而让自己睡着。

为了指导你完成这一过程，我将一天的 24 小时分为 5 个不同的部分，分别是晚上、放松、夜间、唤醒和白天，并教授睡眠正常的人在每个阶段做的有助于入睡的行为。他们在睡前会逐渐放松下来，这是每晚都会自然而然发生的过程。你也可以学习一些简单的方法，在晚上和睡前让自己慢慢放松。一旦躺上床，你要学习如何保持安静的清醒状态，既为未来的一天节省宝贵的精力，又让大脑习惯晚上的时间是用来产生困意和休息的。我也会教你如何睡在伴侣身边，摆脱对同床共枕的恐惧。最后，你将学会如何在早晨做好收尾工作，告诉大脑新的一天已经开始，然后化解任何不必要的挣扎，脱离极度疲惫的感觉，让自己能够继续新的一天。

晚上

晚上是从下午 5 点到你决定开始放松去睡觉。传统上认为这是"休息和消化"的时间，这时候一天的工作结束了，所以这段时间也是睡眠的前兆期。在有路灯之前，人们在这段时间内别无选择，只能放松，这更符合自然的明暗循环。这种模式的好处是大脑学会了把晚上与放松、休息和睡觉联系起来。

有了人造光，我们就能把白天的活动水平延续到晚上。结果就是，休息和困倦不得不与其他更刺激的活动竞争注意力，因此睡眠信号已经改变，或者至少变得紊乱了。

对我们中的许多人来说，白天和晚上活动水平之间的区别已经变得模糊了，这常常是以牺牲睡眠为代价的。问题是我们很容易保持开机状态，因为工作、电视、脸书或网络搜索都会让大脑保持清醒。因此，你面临的挑战是如何在晚上养成作息习惯，既让你能做所有这些事（比如活出自我），同时又有时间适当地休息，并把睡眠放在首位。

睡眠正常的人在晚上会做什么

理想情况下，你会想在这段时间内逐渐降低大脑和身体所受的刺激水平，为睡前的放松做最后准备。方法之一是设定粗略的时间界限。例如，下午 5 点你可能下班回家，接孩子放学，或者做些运动；晚上 7 点可以吃晚饭，然后可能会计划做家务，让孩子们上床睡觉，或者在 1 小时左右的时间里完成未完成的工作和私事；最后在晚上 9 点，你会安排娱乐活动，比如和伴侣聊天、看电视或听收音机、阅读、上网，等等。

这些行为中没有什么是特殊的或者促进睡眠的，这也是关键所在。要知道，睡眠正常的人除了以一种慢慢入睡而不是远离睡眠的方式来睡觉之外，什么也不会做。当大脑开始重新安排晚上的休息时间时，建立模式可以帮助提高睡眠质量。话虽如此，保持灵活的时间限制，并使其适用于以后的生活，是很重要的。当然，总会有一些时候，你不能严格遵循这种常规方式，比如你决定和朋友出去。那也是可以的。开始以灵活和放松的方式对待睡眠是再次成为睡眠正常的人的关键。

当然，一旦睡眠慢慢正常，你甚至会忘记有放松的模式，因为它自然就会发生。

放松

睡前 30 ～ 45 分钟做的每件事，以及关灯，都是放松的过程。这样做的目的是进一步降低能量、警觉性、活动度和夜晚的光线水平。

这段时间主要是让你放松，所以避免任何过度的刺激是有意义的。如果保持白天的活动水平和光线刺激，直到有规律地进入睡眠状态，那么大脑在晚上关机的能力就会降低。所以大多数传统的睡眠治疗师会强加一些规则，比如卧室只允许睡觉和发生亲密关系。因为这样可以停止任何不必要的刺激，从而增加入睡的可能性。

虽然这些规则可以创造没有刺激的环境，但它缺乏长期的可操作性，因为睡眠正常的人不会遵循它。睡眠学校课程的主要重点是放弃为入睡而努力准备。只有把自己从规则和仪式中解放出来，你才能回到正常的放松状态。

睡眠正常的人都做什么来放松自己

睡眠正常的人常用来放松自己的 3 个简单步骤如下。

- 睡觉前 30 ～ 45 分钟，停止一切刺激活动，如看电视、听广播或音乐、发邮件、打电话、发短信和玩电脑游戏。
- 在一天结束前做一些温和的活动，比如喝一杯热饮、为第 2 天的工作做好准备、锁门、刷牙、换上睡衣。
- 上床，阅读图书或杂志，和伴侣聊天，然后关灯，准备睡觉。

与"晚上"一样，这种放松并不是为了促进睡眠，而是为了告诉大脑睡眠已经快开始了。你应该在大多数晚上的同一时间"放松"。

这样一来，放松行为也会被认为是一种仪式，尽管你并不依赖它来让自己睡觉。你要做的行为都是出于习惯（例如锁门）、享受（例如喝一杯热饮）或作为自然过渡到上床的一部分（例如换衣服）。

这些放松活动都是灵活的，所以如果偶尔想和家人一起看电影，也是可以的。在这种情况下，你可以把一切都留到早上去做，然后赶快关灯上床睡觉。自相矛盾的是，如果你不试图采用放松的方式来让自己睡觉，你自然会减轻睡眠的压力，从而增加真正睡着的机会。

关于睡眠

入睡抽搐是在开始睡觉时发生的一种下坠的感觉，它会导致突然醒来，并伴有胳膊和腿的抽动。人们认为，这是因为大脑将入睡时肌肉的自然放松误解为身体在下落，所以要把你摇醒以重新获得平衡。几乎所有人在一生中都会遇到这种情况，它完全无害，只是有点烦人。

不幸的是，抽搐的频率往往会随着疲劳而增加，所以对我的许多来访者而言，他们感觉自己陷入了恶性循环：终于设法睡着了，却又被身体唤醒了。虽然做到对入睡抽搐不感到生气或害怕是很有挑战性的，但关键还是要意识到它们，然后继续躺在床上。在应对入睡抽搐的问题上，越幽默越好，比如，你可以在每次抽搐发生的时候告诉自己"我的小坏蛋又来了"。

许多来访者报告的另一件令人苦恼的事情是，当他们入睡时，肾上腺素突然激增，使他们在睡梦中突然惊醒。许多人把它描述成一道闪电（bolt），让他们紧张、焦虑、极度警觉、心跳加速。人们认为，失眠是因为大脑将睡眠不足与危险联系在一起，从而释放压力激素，让你做好起来战斗或逃跑的准备。对许多来访者来说，这是睡眠焦虑的另一个来源，并因此自我延续。请再次以温和有趣的方式回应它，比如说，"这只是一道闪电（bolt）"，然后将注意力放回到床上，这是向大脑发出信号的最好方式，告诉它不存在威胁，睡眠可以开始了。

夜间

这段时间包括从放松完毕关上灯到早上起床开始兴奋。

睡眠正常的人夜间都做什么

当夜间开始熄灯时，睡眠正常的人会闭上眼睛，让自己感觉舒适，然后静静地躺着直到睡着。在前睡眠阶段，伴随着大脑在觉醒和浅睡眠之间徘徊，意识水平也有增有减。在此期间，大脑会缓慢地思考一天中发生的事情，或者闪现出一系列迄今为止生活中的图像或记忆。它可以轻易地在关于自己的"内部想法"和关于周围世界的"外部想法"之间穿梭，没有固定的模式。

因此，入睡是一个随着时间推移而逐渐脱离的过程，不是突然关掉开关。这就解释了为什么许多人在睡眠实验室接受测试，当从浅睡眠中醒来时，会报告说他们虽然醒着，但实际上是睡着的。从技术上讲，测量大脑的电活动可以显示，此时大脑处于睡眠的第一个阶段——浅睡眠阶段，但我们对外部世界的感知（听到或感觉到的）在进入深睡眠之前仍可以保持数分钟的开启状态。

对于睡眠正常的人，最重要的是愿意在睡前放松并保持清醒。他们不想强迫自己睡觉，但很乐意结伴同行，因为他们知道即使不睡觉，他们仍然可以得到一些急需的休息。

你读到上面的句子，可能认为它听起来不可思议或不可能，或既不可思议又不可能。你可能会觉得自己距离这个境界很远，但是这种感觉不会持续很久。遵循我们的课程将帮助你在前睡眠阶段放松自己，节省精力，最终成为睡眠正常的人。

夜间活动奥运会领奖台

这是我在睡眠学校使用的一个非常有效的概念。图 4.2 描绘的三个勋章位置突显了夜晚不同行为方式的潜在后果。行为将决定你目前在奖牌榜上的位置。

金牌

当你躺在床上睡着的时候，金牌就归你了，因为这是你保存最多能量和得到休息的时候。如果正在谈恋爱，你和伴侣同床共枕也能获得金牌。

图 4.2　睡眠领奖台

银牌

当你能够躺在床上，闭上眼睛，处于安静清醒的状态并等待睡眠到来，就能拿到银牌。当你能够做到时，你就处于前睡眠阶段，如果能在此时保持冷静，就可以很好地向金牌迈进。

你接受这样的事实：你是清醒的，愿意观察和欢迎任何随时在脑海和身体中出现的想要或不想要的想法、记忆、图像或感觉。你站在平和的旁观者的位置，不加评判或评论地观察内心世界。

此时你要将注意力集中在卧床休息的好处上。休息是失眠患者的生命线，因为它可以为明天储存宝贵的能量，让你能重新开始生活。你也能看出这两者之间看似矛盾的地方，入睡的关键是要对夜晚的觉醒有接纳和放松的态度。当你能放下需要睡觉的想法时，也就消除了入睡的障碍。

处于这一阶段并不意味着你马上就会睡着，但不断以这种有益的方式作出反应，这会告诉大脑夜晚是关于困倦和休息的。随着时间的推移，这就为自然睡眠创造了空间。

最重要的是，它消除了前一晚与睡眠斗争形成的无益睡眠联结，开启了睡眠的新篇章。

铜牌

铜牌也属于醒着躺在床上的人，只不过这种状态下，他们对于睡不着的事实接受度更低，更多的是挣扎、焦虑、沮丧和屈从。此时，你不愿意经历清醒状态，或者涌入了很多的想法和感觉，这也加剧了失眠。当使用无益的应对策略来让自己入睡时，你也在无意中增加了大脑刺激的水平，从而远离前睡眠阶段。

在这种情况下，为了控制睡眠环境，你通常会避免和人同床而选择睡在另一个房间或者沙发上。如果任由这种行为继续，它会强化大脑中夜晚与清醒、挣扎之间无益的联结，所以你会整晚睡不好。

没有奖牌

这个位置指的是在夜间起床，做些事，以避免出现与不睡觉有关的清醒、想法和感觉。这种位置在节约能量方面处于最低水平，却带来了最高的刺激水平，事实上当你不再躺在床上，也就意味着离睡眠最远。

登上领奖台

大多数人在开始这个课程时都处于没有奖牌或铜牌的位置，但很快就学会了如何稳步登上银牌和金牌的位置。到目前为止，你已经很清楚自己在奖牌榜上的位置了，也知道自己接下来想要去哪里，但关键是你是否愿意向上爬。下面列出了一些登上领奖台的常见障碍，以及一些克服这些障碍的建议。

在床上保持清醒

把夜晚的清醒状态看作是一个慢慢了解失眠的机会，这非常有帮助。如果你能做到，试着把它当作静止和休息的时间，并将目前所学的所有技巧付诸实践。如果你忘记了如何用心观察失眠，那就重新开始"练习：关注夜晚"，这在第 2 周讨论过。记住，观察既不是强迫自己入睡的方式，也不是让自己分心的方式。相反，它是温和的清醒的意识，让你为进入前睡眠阶段做好准备。

如果你愿意醒着躺在床上，那么第二天的精力就可能与之前有很大的不同。尽管一开始并没有睡得更好，但许多患者报告说，没有了夜间的挣扎，专注于休息，意味着白天有了更多的精力。这会产生强大的效果，因为来访者白天的生活恢复得越好，晚上就越不会为失眠而烦恼，这就越能帮助他们摆脱失眠的恶性循环，就像第 1 周描述的那样。

待在床上

如果你习惯性地在半夜逃离卧室，以此来应对失眠，那么选择躺在床上会让你觉得这是世界上最糟糕的事情。如果你也这样，那么逐渐养成待在床上的习惯是很有帮助的，没有必要因为恐惧和焦虑而僵硬地躺在床上。记住，这样做的目的是逐渐增加平静地体验清醒的意愿，这样你就可以像睡眠正常的人一样毫不费力地进入前睡眠阶段。

如果你需要休息，可以在床边坐几分钟。它可以让你和床之间产生距离，也可以让你在回到被窝之前，对任何不适产生距离感。你可以利用这个机会来练习正念，让你更加客观并能够放下评判。如果反复练习，可以帮助你打破需要从床上起来的怪圈，从而让你在领奖台上更进一步。如果你觉得真的需要离开卧室，那么就离开吧，但要确保离开卧室的时间尽量短且活动无刺激性。

开始时，制订计划会很有帮助：规划自己在失眠时每晚要在床上躺多久，然后再去休息。我们的目标是逐渐减少每天晚上起床的时长和频率。采用这种方法的来访者发现，他们可以相当快地增加躺在床上的时间，并注意到精力也更旺盛了。

需要注意，待在床上不是不允许起床上厕所，每晚上一次厕所是非常正常的。但是，如果像我的一些来访者一样，不停地去上厕所，只是为了回避待在卧室，那么这个习惯也需要被改正。

关于睡眠

　　许多传统的睡眠治疗师使用所谓的"15 分钟规则"来治疗失眠。这样做的目的是减少你躺在床上与睡眠斗争的时间，限制任何不利于睡眠联结的形成。它要求醒着超过15 分钟的人起床，到另一个空房间里做一些安静放松的事，比如读一本无聊的书。这样做是希望通过起床分散注意力，帮助平息不必要的焦虑，增加睡意，这样当你回到床上时，就能很快入睡。

　　虽然这个方法对一些人有用，但是离开卧室是不是建立长期、有益的睡眠关系的最有效的方法，这还是个问题。如果目标是限制为睡眠付出努力的时间，那么应该把重点放在为什么要做这件事上，而不是如何避免。上述规则能在短期内解决问题，但不是克服恐惧的长期可行方案。

　　在一些尝试过这种起床方式的人身上，我们可以看到，他们已经建立了一种新的联系，即晚上的时间是关于起床和活动的。在很多情况下，离开床的行为通常被用于避免失眠带来的不适。如果是这样的话，很多来访者都会说，当他们回到床上时，不想要的想法和感觉就在等着他们，这时他们往往会感到束手无策，而不是简单地再次离开卧室。

　　我看到的关于这种技术的另一个普遍问题是，在实践时，来访者宁愿待在床上。对他们来说，因为清醒而被迫离开是最不符合直觉的选择，实际上也会增加焦虑水平，从而把睡眠推得更远。

　　如果睡不着，睡眠正常的人并不会起床，所以你也不应该起床。这样做是为了帮助你愿意带着恐惧躺在床上，而不是在屋子里跑来跑去逃避恐惧。我坚信，与睡眠建立良好关系的最可行的方法是逐渐学会如何带着恐惧躺在床上，而不是逃离恐惧。一旦你为醒着躺在床上感到很高兴，就已经离睡着更近了，而且你还能为第二天节省宝贵的能量。

案例继续　约翰的另一个问题是，如果他醒来就会从床上爬起来，然后下床去做一些无聊的事情。这是另一位睡眠专家告诉他的，他自己也始终在做，因为这有助于减轻夜间的焦虑，克服整夜躺在床上睡不着带来的无聊。不幸的是，这并没有改善睡眠，如果要说影响的话，就是身体已经养成了叫醒他做事的习惯！我解释说，虽然起床可以在短期内帮助人们缓解不想要的情绪，但从长远来看，实际上这只会让人保持清醒。学会在半夜迎接焦虑改变了一切，因为他不再需要站起来才能分散注意力。现在他可以舒舒服服地躺在床上，静静地享受休息时间。另外，由于他不再害怕躺在床上，他很快发现自己通常会在醒来几分钟后就又睡着了。

看时间

经常看时间，计算还有多少时间可以用来睡觉，这是在床上醒来后的常见问题。有一种简单的解决方法：把时钟从视线中移开，防止任何不必要的检查和进一步的焦虑。尽管简单地移开视线是第一步，但是种有用的方法。然而，问题在于你对时间的反应，而不是时钟本身。因此，简单地移开它不是长期的解决方案，关键是改变你与时间的关系。例如，如果睡眠正常的人在凌晨 3 点醒来，看了看时钟，知道自己必须在 6 点起床去上班，他会很高兴，因为还可以在床上睡 3 小时，然后他就会正常地回到睡眠中。如果失眠患者在同样的情况下醒来，他们通常会花时间担心怎么只剩 3 小时就得起床了，然后他就清醒了。一旦你能够注意到并放下那些担忧的想法，同时愿意体验第 2 周和第 3 周讨论的不想要的情绪，你就不会再经常看时钟了。

同床共枕

大多数睡眠治疗师建议失眠患者搬到单独的房间睡觉。我坚决不同意这一点，因为同床共枕会给卧室带来爱、舒适甚至安全感；不幸的是，这也会为睡眠设置障碍，比如不必要的噪声、运动、不同的就寝时间以及不同的温度要求。这种困扰可能是很多卧室焦虑和失眠的根源，来访者要么担心伴侣会在多大程度上干扰自己的睡眠，要么担心自己整晚不停地翻来覆去会在多大程度上影响伴侣的睡眠。对于一些来访者而言，同床共枕的恐惧是如此强烈，以至于他们无法再谈恋爱了。

对你来说，解决共用一张床的问题很简单，通常是自己或伴侣从主卧室搬到沙发上或另一个空房间睡觉。短期内，这可以增强你对环境的控制力，并有可能改善睡眠。然而，如果它成为习惯，就有可能增加对和别人同床共枕的恐惧，并导致长期的睡眠质量下降。对许多来访者来说，这也违背了他们想要与所爱之人共享一张床的想法，这也是为什么我的大部分时间都花在教来访者如何再次共享一张床。

如果你已经和伴侣分开睡了很多年，那么再次睡在同一张床上的想法会让你望而生畏。很可能你的许多不想要的想法和感觉会想加入到这个体验中（如第 3 周所讨论的）。你是否愿意和那些不断到来的不想要的想法相处，这将决定你是和伴侣同床共枕，还是逃到空房间去睡。

你可以通过几周的时间慢慢地增加与人同床共枕的时间。如果觉得整晚都睡在一张床上时间太长了，那么可以从每晚 30 分钟或 1 小时开始，然后逐渐增加。

使用第 2 周和第 3 周的所有正念和欢迎技巧，目标是慢慢增加体验所有出现的思想、情绪和感觉的意愿，并开始明白尽管它们不是很好，但不会伤害你。由于工作和生活的关系，你可能认为现在不是最合适的时机。但从来没有完美的时机，等待完美时机只是推迟不可避免的事而已。选择一个日期，开始并坚持下去，而且要有足够的灵活性来适应任何可能发生的生活事件。

如果你很难独自入睡，那么在解决同床共枕的问题之前，你可能会倾向于先解决前者。这似乎是最有效的方法，因为它减少了必须同时处理的事情的数量。但是，这也会导致来访者学会了独自睡个好觉后，就再也不愿和别人同床共枕了，因为他们不愿意再次睡不好。在学习睡个好觉的同时解决这个问题也是有意义的。它们涉及相同的技术，所以从长远来看，你会过得更好。让伴侣也参与进来，这样，他们就不会觉得自己被排除在治疗之外，还能在半夜提供急需的支持。

案例继续　约翰描述说，睡在空房间对他来说是一种应对机制，因为他不再需要担心妻子的鼾声或动作会干扰他。分床睡能够让他控制看着妻子的头一碰枕头就能睡着所带来的嫉妒、愤怒和孤独的情绪。不幸的是，虽然这些措施一开始改善了失眠，但随着时间的推移，他现在即使一个人也睡得不好，而且很害怕再和别人同床睡觉。这意味着他和妻子哪里都不能去，除非能保证有单独的卧室。

　　既然和妻子同睡一张床对他来说很有意义，我们决定制订计划来实现它。我们做的第一件事是记下所有当他试图与妻子同睡一张床时出现的不想要的想法。比如"不敢相信，她已经睡着了"或者"她很快就要打鼾了"；还要记录情绪反应，比如焦虑和肾上腺素在体内的波动。我强调了以下事实：虽然他无法阻止这种事情的发生，但可以学会以一种更有益的方式应对，而不是简单地逃到空房间里。

　　在一个月的时间里，他开始逐渐增加和别人同床共枕的时间。他说，最初的几个晚上，待上几小时他就感觉非常糟糕，简直等不及要从床上爬起来回到空房间去。然而，几周后，他发现，和与妻子同床共枕相比，这些症状已经不再重要，变得苍白无力。他以此为动力，经过一个月的练习，几年来第一次在妻子身边醒来。

唤醒

　　早上的唤醒对白天有帮助，就像放松对夜晚一样。光照在皮肤上会让生物钟停止产生促睡眠激素（褪黑素），并开始产生促觉醒激素（皮质醇）。它是开启一天的化学发令枪，也是让大脑进入下一个睡眠的倒计时器。如果早上起床很挣扎，制订有规律的唤醒计划也是缓解夜间压抑情绪的方法，否则这些情绪将被发泄到你的伴侣、孩子或毫不知情的同事身上。

睡眠正常的人早上如何唤醒自己

睡眠正常的人早上会：

◎　大部分日子里，包括周末，差不多在同一时间起床。

◎　拉开窗帘，打开灯，冲个澡，打开收音机或电视。

◎　吃一顿健康的早餐，喝一杯咖啡或茶，做些运动，让孩子们准备好上学，去上班，等等。

上面的行为都很自然而然，也是大多数睡眠正常的人所做的。问题是，当你没睡好的时候，就很容易脱离正常节奏。许多失眠者放弃了温和的唤醒，而是躺在床上直到最后一分钟，然后不吃早饭就匆匆上班。不幸的是，以这种混乱的方式开始新的一天，会引发另一个恶性循环，对未来的一整天都很不好。

找到今后生活中适合自己的有规律的晨间节奏。如果周末你想和伴侣躺在床上，读报纸、吃早餐，甚至和孩子一起玩，那就去做吧，因为这有助于和床建立良好的关系。随着对自己自然睡眠能力信任度的提高，你甚至可以开始在起床时间上更加灵活。例如，周末偶尔多睡 1 小时，这不会影响睡眠周期。只有当你在早上反复地补觉时，问题才会出现，就像前面讨论的那样。

白天

白天保持清醒会增强睡眠驱动力。然而，作为失眠者，白天的疲劳可能是很大的挑战。这里你会发现一些额外的实用技巧，可以帮助你在白天保持清醒，同时又能促进晚上的睡眠。

睡眠正常的人在白天做什么

许多睡眠正常的人克服白天的疲劳的方法是在中午小睡一会儿，给自己充电，晚上仍能睡得很好。就像过度疲劳的婴儿无法入睡一样，疲惫且极度失眠的人也无法入睡，所以短暂的小睡能够减轻过度的疲劳，消除不必要的焦虑，减缓头脑的运转，为即将到来的夜晚做准备。

练习：正常人的小睡三部曲

如果你经常这样做，那么最终会发现睡眠很快就会到来。

- 选择一个时间，最好是午饭后或下午早些时候，小睡 10 ~ 20 分钟。避免晚于下午 3 点午睡。
- 找一个安静、黑暗和舒适地方，坐下或躺下，确保自己不会被打扰。

> ○ 闭上眼睛，让自己进入安静清醒的前睡眠阶段。如果大脑还在不停地运转，那么就利用这段时间来练习正念呼吸。如果你觉得自己可能会睡太久，那就设个闹钟。
>
> ○ 如果你很确定你真的睡不着，别担心。把睡眠从等式中拿出来，把它看作是练习处于安静、清醒状态的好机会。重点是获得有价值的休息，而不是试图入睡。

小睡的关键是不要超过 20 分钟，以防止过度削弱在真正要入睡时的睡眠驱动力。它还能防止你从深睡眠中醒来时出现脑子懵懂的情况。

如果你怀孕、刚生完孩子或者有其他严重的健康问题，身体对能量水平有额外的需求，你可以多睡一会儿：你可以有整整 90 分钟的睡眠时间。对你来说，重要的是克服正在经历的额外压力，然后在健康恢复后开始建立强健的睡眠—觉醒周期。

积极而有活力

当累了一天，想要蜷成一团逃离世界的冲动会让你无法抗拒。此时采取撤退的行动是可以的，尤其是当你感觉不舒服或感冒的时候。

除此之外，在其他时候，积极一点，带着疲惫继续生活对你来讲很有帮助。午餐时间散步 20 分钟可以让你一整天都精力充沛。自然光能刺激你的清醒水平，温和的运动可以让你释放内啡肽，帮助改善心情。你不需要通过跑马拉松来实现，只需要轻轻地告诉大脑，告诉它你愿意继续生活，不管这个行动有多小。

有益的睡眠习惯

截至目前，大部分的活动都在帮你学会放下那些无法改变的事，比如想法、情绪反应和失眠。然而，如果能让你更接近自然睡眠，那么改变一些可以改变的事情也是有帮助的。因此，这一部分的重点是你可以改变生活方式，从而给睡眠带来帮助。

睡眠卫生

“睡眠卫生”是一个术语，指对可能会影响睡眠质量的环境和生活方式进行的方方面面的控制。这在传统睡眠建议中有广泛的涉及，所以我只在这里稍加讨论，你可以在睡眠学校的网站上找到更多的信息。

研究表明，如果卧室凉爽、干净、舒适、安静、黑暗，你的睡眠质量会有所提高。健康的生活方式也被证明是有益睡眠的，这也解释了为什么每个医生都会给患者分发这些健康信息。它包括一些很明智的建议，比如确保睡在昏暗的房间里、多做运动、少喝咖啡因等兴奋性物质。不过你有可能和大多数失眠患者一样，已经做了这些，但仍不能入睡。我经常和来访者开玩笑说：“你们为了睡个好觉而做出的改变，已经让你们成为我认识的人里拥有世界上最好的卧室或者最健康的人了。”

如果你还没有以这种方式做出改变，那么请放松——你可能不需要这么做。它们并不能保证一定可以改善睡眠，而且，如果过度沉迷，可能会成为问题的一部分。解决问题的关键在于做对睡眠有帮助的事情，我的意思是，只在需要的时候和需要的地方改变你的卧室和生活方式。以下的所有信息旨在让你对经常被讨论的这些有益的睡眠习惯保持中立的看法，以及告诉你对这些习惯的关注该到什么程度。

卧室环境

光线

光线在调节睡眠觉醒周期中起着重要作用，我们在黑暗的环境中睡得最好。虽然房间不需要漆黑一片，但有一套好的窗帘、百叶窗或戴上眼罩都有助于睡眠，尤其是在夏天。去除不必要的人工光源，如 LED 时钟或任何其他备用灯，也会有帮助。

温度

我们在凉爽的环境中睡得最好，最好是 17 ～ 19℃（63 ～ 66 ℉）。当温度高于或低于这个范围时，身体会变得不安，睡眠受到干扰。

如果在晚上感到太热、出汗或潮红，那么记住你的反应决定了它对睡眠能力的影响。选择不断地翻来覆去、呼哧呼哧、掀开被子或起床与之斗争只会使情况恶化。选择客观地观察和欢迎身体里的炽热感以及头脑里不想要的想法，虽然这不会让它们消失，但也不会放大它们。

关于睡眠

　　身体内部和表面有数百万个传感器，它们不断地向大脑发送有关你当前状况的数据。眼睛和耳朵赋予你在环境中看到和听到事物的能力。皮肤触觉和温度传感器帮助你检测衣服的感觉，或者冷热。肌肉中的伸展和疼痛感受器会向你反馈位置和疼痛程度。

　　所有这些信息都会被输入大脑中被称为网状激活系统的清醒中枢。如果高水平的信息被接收，那么很可能你会有相应的高度警觉或清醒。这就解释了当你试图睡觉时，闭上眼睛，待在一个黑暗、安静、凉爽和舒适的房间里的好处，因为这些都有助于最大限度地减少大脑接收到的感官信息，从而使你更接近睡眠。

床和床垫

你只需要明白床的舒适程度会影响睡眠质量，尤其是当你和别人同床共枕的时候，但不要沉迷于此。有足够的活动空间可以减少被伴侣吵醒的概率。床上用品和枕头的选择就像床垫一样，也会影响睡眠质量。这些东西的最终选择权在你，关键是要不断试验。

同样，你在床上的穿着也会影响舒适度，从而影响睡眠质量。选择宽松、舒适的睡衣，方便活动和透气。

如果你需要更详细的建议，我们的网站上有一些有用的建议。

噪声

如果你患有失眠，噪声可能是生活中的祸根：它既能引发失眠，也能使失眠持续下去。在浅睡眠阶段，可能只需要有人轻轻地打开一扇门或有穿过房间的脚步声，你的睡眠就会被干扰。这意味着打鼾的伴侣、聚会的邻居、哭泣的婴儿、吠叫的狗、汽车的嘟嘟声、飞机起飞的声音甚至是黎明时小鸟的合唱，都会干扰你的睡眠。应对噪声，最简单的方法就是使用耳塞。

不过，有几件事需要注意。首先，当你屏蔽了所有外部噪声时，随之而来的安静会让你更清楚地发现能让你保持清醒的内部噪声，比如心跳。其次，不要让它成为你为了睡觉而依赖的东西。只有在真正需要的时候才使用它，这一点很重要。如果您想知道我推荐什么环保睡眠产品和品牌，请访问我们的网站。

生活习惯

咖啡因

当一个人开始失眠的时候，咖啡因是首先要戒掉的东西之一，不过我并不完全同意，除非你对咖啡因超级敏感；但在这种情况下，你不会在失眠的时候喝它。关键是找到平衡，找到平衡生活和睡眠的摄入水平。如果你完全放弃它，就有可能把它变成你解决失眠问题的又一种无效策略，它会让睡眠更加糟糕，增加焦虑，让目标更加遥不可及。同样的，如果大量的摄入是为了应对因睡眠质量差而带来的疲劳，那么它很可能又会影响你的睡眠质量。每天摄入咖啡总量不超过两三杯，并在下午早些时候（即午饭后）就停止摄入，这是明智的。如果你想在晚些时候喝一杯温热的饮料，那么选择一款草药茶或尝试无咖啡因饮料，不过要注意，这些茶仍然含有少量的咖啡因。

关于睡眠

　　腺苷是在你醒着的每小时都会在大脑中生成和积累的一种物质，它被认为是增加睡眠驱动力的自然因素。它的作用是减慢神经系统，这就解释了为什么你在一天里会产生困倦和瞌睡的感觉。

　　咖啡因是腺苷的拮抗剂，这意味着它会阻止大脑使用腺苷。这也解释了为什么你在喝了咖啡或茶后神经系统会加速。喝太多的咖啡因饮品或者喝得太晚可能会降低睡眠驱动力，让你睡不着。

酒精

晚餐时喝杯酒是一件愉快的事。当谈到改善睡眠时，喝酒是你首先会做的事情之一。这又是一个试图让自己入睡的例子，也是睡眠焦虑的一个可能来源。

找到平衡点才是关键。酒精会让你感觉更放松和更困倦；然而，如果在接近就寝的时间过量饮酒，它可能会导致睡眠变浅、睡眠紊乱、异常梦境以及频繁的早醒。

身体需要 1 小时才能代谢出 1 单位的酒精。这意味着，如果你在晚上 7 点用餐时喝了一杯标准尺寸的葡萄酒（即 2.5 单位），那么到晚上 9 点 30 分，它才会从体内清除，因此对你的睡眠影响很小。如果你对酒精非常敏感或新陈代谢缓慢，那么这个过程可能需要更长的时间。所以，如果你喜欢的话，可以在吃饭的时候喝一杯酒。话虽如此，如果你每天晚上都要喝两杯以上，那么睡眠时血液中的酒精含量可能是个问题。少喝酒对睡眠和长期健康都有益。

对于慢性失眠患者来说，依赖酒精助眠或作为一种让头脑冷静或减轻焦虑情绪的方式是很常见的。虽然这可能会让你昏昏沉沉，但这样的睡眠并不能恢复元气；即使不是宿醉，第二天醒来时你仍会感到疲惫。对健康的额外影响意味着这不是理想的长期应对策略。如果现在你觉得不喝酒就睡不着觉，那么学着像第 3 周讨论的那样，与（喝酒的）冲动待在一起，应该会有帮助。如果问题仍然存在，那么要和家庭医生讨论你的情况。

吸烟

吸烟通常被用作应对压力的一种策略，因此失眠患者在临睡前或半夜向吸烟求助。虽然吸烟会给你平静和放松的感觉，但尼古丁是一种兴奋剂，因此能唤醒你。

显然，戒烟是件好事，或者至少在睡前 4 小时抽完最后一支烟，并避免在半夜吸烟。

大麻

吸食大麻会使你昏昏欲睡，许多人发现大麻有助于放松和入睡。研究表明，虽然它可以帮助入睡，但实际上它干扰了睡眠的后阶段，使睡眠变得支离破碎，让你在早上更加疲惫。吸食大麻也可能与偏执有关，如果大脑已经过度疲劳，充满了令人担忧的想法，那么这对睡眠就没有帮助了。

锻炼

白天进行体育锻炼有助于放松肌肉，使身体疲惫，这两个因素都有助于促进良好的夜间睡眠。然而，这并不是一定的。我曾经治疗过这样的失眠患者，他们跑马拉松，把自己累坏了，结果却躺在床上彻夜难眠，尽管身体疲惫不堪，但意识却很清醒。和许多生活习惯一样，这里的重点是你的意图。如果锻炼是因为它是一件愉快、健康的事情，那么它可以对睡眠产生积极的影响。如果你这么做的是为了睡觉，就有可能给自己带来更多不想要的压力和焦虑，并在无意中让睡眠离得越来越远。

每天以保持活力为目标，在新鲜空气中散步至少 20 分钟。令人惊奇的是，即使是短距离的散步也能提高内啡肽水平，提升你的情绪，同时对身体健康也有好处。如果你有更多的时间，每周锻炼 3 次，每次至少 30 分钟，达到心跳和呼吸频率加快且有点出汗的程度为宜。如果你晚上不舒服，不想锻炼，强迫自己去锻炼通常是值得的，因为通常你会感觉更好。不过，你不需要把自己逼得太紧，只要积极一点就行了。建议最好在早上或下午锻炼。人们对运动的敏感度各不相同，所以你可以找一找适合自己的运动。

饮食

健康饮食可以为身体提供必要的营养和能量，有助于生长和修复，并保持身心健康。大多数睡眠建议使用食物来帮助睡眠，这是基于某些食物含有促进睡眠的激素（褪黑素）或含有可以被身体用来制造褪黑素的氨基酸（色氨酸和血清素）。所谓的"瞌睡食物"包括南瓜子、杏仁、豆腐、鸡肉、火鸡、生菜、甜玉米、香蕉、西红柿、米饭、土豆和意大利面。虽然这些食物中确实有很多含有上述化学物质，但量很少，对睡眠影响甚微，还可能导致进一步的睡眠焦虑。

你最好把时间和精力花在避免食用某些干扰睡眠的食物上，或者花在控制进食量上。例如，在晚上吃含糖的零食会降低血糖，使你在晚上醒来时感到饥饿，睡前吃巧克力也是如此。同样，睡前吃一份热咖喱或一些浓奶酪很容易扰乱睡眠。如果你在睡觉前吃得过多，那么你也要冒着晚上消化食物和保持清醒的风险。请至少在睡觉前几小时吃东西，吃一些清淡的健康食物。如果你在睡觉前感到饥饿，那么可以吃一小点零食，比如原味酸奶，一个香蕉或一小碗麦片，好让你撑到第二天早上。

睡眠不足和疲劳的问题之一是它会改变调节食欲和饱腹感的激素水平。这可能解释了为什么你总是喜欢吃含糖的食物，为什么累的时候会有吃更多食物的冲动。因此，能够带着这些欲望坐下来，而不是屈服于它们，是很重要的。

你们中的许多人也会在半夜醒来，感到饥饿，下楼去吃点东西是解决问题的一种方式。虽然这个方法有时确实有效，但如果总是多吃一顿饭，那么你很快就会发胖。你还要冒着大脑习惯于在这个时间叫醒你去吃东西的风险。这种行为会产生一些无益的想法，比如我不吃夜宵就睡不着觉，而这种想法会与睡眠产生一种根深蒂固的关联。

晚上是禁食时间，所以感觉饿是很正常的，唯一的问题是我们通常都在睡觉，所以没有注意到。如果半夜饥饿对你来说是个问题，那么第 2 周和第 3 周的练习将帮助你了解饥饿感，让你不再需要在晚上为此做些什么。

健康

你的健康在睡眠质量中扮演着重要的角色，所以尽你所能保持健康是有益的。正如第 1 周讨论的，失眠可能继发于许多心理和生理健康状况，如抑郁、焦虑、慢性疼痛、关节炎、癌症、心血管疾病、慢性疲劳、耳鸣，甚至是另一种睡眠障碍，如睡眠呼吸暂停或不宁腿综合征。遵循这个课程的同时，获得正确的医疗帮助和治疗对于改善睡眠至关重要。

生活

过得充实，夜夜好眠

不敢抓刺的人永远也不要渴望玫瑰。

安妮·勃朗特

本周，这个课程的最后阶段，我们会：

- 为余生做计划，因为好好生活能让你晚上睡得更安稳。

- 重新融入这个世界，过你想过的生活，而不是在与失眠的无休止斗争中失去它。

- 学习如何在失眠复发时像睡眠正常的人一样冷静地处理，从而保持良好的睡眠。

来访者案例：帕特丽夏和她受限的生活

帕特丽夏从大学毕业开始工作的那一刻起，就睡得很不好。她描述了自那以后的三年里，她一直在执行一项任务，就是寻找睡眠不好的原因。她责怪失眠毁了自己的生活，并描述她是如何无助地看着自己的生活越来越受限，直至几乎一无所有。

她放弃了第一份工作，因为她认为可能是工作压力造成了失眠。她结束了恋爱关系，因为当她男朋友在的时候她睡不着觉，他们越吵架，她的睡眠就越差。她搬回了父母家，因为以前在家里她睡得很好，而且乡村比城里安静很多。她晚上不再和朋友们社交，因为担心这会影响睡眠。另外，由于她遵守了所有的不喝酒精或咖啡因、只在特定时间吃特定食物的建议，外出也变得非常具有挑战性。她试着通过锻炼使自己筋疲力尽，但后来又完全停止了，因为锻炼对她不起作用，只会让她感觉更清醒。

现在大部分的时间她都在想着睡眠，所有醒着时候的精力，以及大多数夜晚的时间，都集中在尝试解决为什么睡不着的问题上。

来我这里的时候，她已经身心俱疲。她感到绝望、孤独、沮丧，坚信自己是个失败者，再也睡不好觉了。她向我描述，她是如何失去生活的，失眠又是如何毁掉了她的一切，并让她觉得自己像个怪物的。

在第一个疗程中，我向她解释了她为改善自己糟糕的睡眠和消除痛苦所做的所有努力都是正常的，但这些也是失眠问题的一部分。我提到，当她把所有发生的事情都归咎于失眠时，实际上是她害怕经历失眠，然后不断试图控制失眠，这让她离自己的生活越来越远。我解释说，唯一妨碍她的是她自己，如果愿意面对自己的恐惧，她就可以开始自己的生活，同时重新训练大脑进入睡眠状态。

重温生活

大多数失眠者为了控制失眠而限制了自己的生活（图 5.1）。帕特丽夏是一个极端的例子，但她的一些行为可能会引起你和你生活方式方面的共鸣。

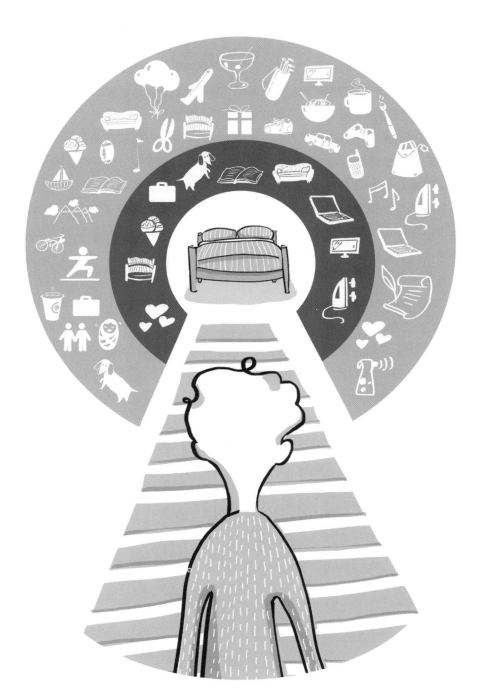

图 5.1 失眠是如何限制你的生活的

当你把注意力集中在治疗失眠时，可能会忽略对你来说重要的事情，或者是你为了睡觉搁置了这些事情。为摆脱失眠而生活并不是真正的生活，因为它会使你更加孤立、紧张、焦虑，而所有这些又会让你保持清醒。

由于你不顾一切地想睡觉，生活就被推到了最后面，因为你所有的精力都被转移到试图摆脱失眠及其后果上。对于解决逻辑问题的大脑来说，做能消除痛苦和折磨的事情是值得的。

如果晚上和朋友出去，就意味着你要花时间去担忧是否能入睡，以及如果睡不着会有什么感觉，那么最显而易见的解决办法就是不外出。同样，如果和伴侣同床共枕会让你过度焦虑，它们的声音和动作会影响你的睡眠，那么搬到安静的空房间也是一个显而易见的解决办法。

无论在什么情况下，当你面对不适时，大脑很快就会想出办法来试图控制或避免这些不适。

这种避免痛苦的方法并不局限于失眠领域。在生活中，我们都会选择不去做某事以避免可能经历的痛苦：为了避免被拒绝而决定不去参加工作面试；为了避免伤心，在一段关系变得认真的时候就分手；或者为了避免饥饿带来的痛苦而放弃节食。

避免这种不适和脆弱对理性思维来说是完全合理的，它总是寻求方法以保护你免受生活中的痛苦和折磨，但其效果是短暂的。

如果你没有准备好感受被拒绝、焦虑、心碎、疼痛或饥饿，那么你可能永远无法过上想要的生活。没有痛苦的生活是以生命本身为代价的，两者缺一不可。只有当你敞开心扉，去面对脆弱，去体验痛苦，你才能活下去。

因此，生活是治愈失眠的最后阶段，因为你可以在承认失眠存在的同时，有意识地选择不让它主宰生活。

矛盾之处在于，如果你选择和失眠一起生活，而不是不理会它，你就失去了最初与失眠斗争的原因。更少的挣扎意味着更少的夜间觉醒和更少被浪费的精力，因此更有能力过丰富而有意义的生活，同时也为自然睡眠创造了环境。

我们与失眠作斗争是因为大脑害怕睡不着的后果，并想象它会对今后的生活产生巨大的影响。关键在于我们的反应。为了控制失眠而放弃一部分或全部生活，以此为代价重新开始生活，这并不是一个可行的方案，而是另一个恶性循环。

为了睡个好觉，你又多了个额外的问题——不好好生活，而这正是一开始导致失眠的原因。矛盾的是，如果没有准备好接受失眠带来的不适，你可能永远不会有好的睡眠质量。

案例继续　当意识到自己是如何陷入恐惧，如何通过与失眠作斗争来定义生活时，帕特丽夏感到愤怒和不安。她简直无法相信自己怎么会让局面变得如此失控，竟没有及早注意到正在发生的事。她说到，在不经意间，她有想要更努力睡觉的冲动，而这种想法在悄悄地折磨自己。我向她解释，她所做的一切都很正常，当生活受到威胁时，很容易陷入战斗。她意识到可以选择自己的行为方式，继续生气无助于她前进，当然也无助于自然入睡。

她的转折点是当她意识到，通过逐渐开始过自己的生活，开始做所有她搁置的事情，比如和朋友见面、找个男朋友、再找一份工作，她不仅可以过上自己的生活，而且可以减轻与失眠的斗争。虽然她必须学会接受失眠带来的不适，但她可以选择从那一刻开始生活。

找回生活

失眠患者常说："如果我能摆脱失眠，就可以重新开始生活。"秉持这样的想法可能会让你驻足很长时间，甚至更糟的是，你永远不会真正地过上正常生活。如果你也有这样的感觉，试着描述一下另一种生活是什么样子，和现在相比会有什么不同？

如果你不必花费所有的精力来控制睡眠，新生活会是怎样的呢？"比起只想睡觉，我应该追求更多有价值的东西、拥有更多的精力或快乐。"虽然答案可能是对的，但还不足以让你付诸行动。以下是我得到的一些常见的有驱动价值的答案：

◎　我会和伴侣度过更多亲密的时光。
◎　我会和伴侣同床共枕。

- ◎　我会和孩子们一起玩。
- ◎　我会去找一个与我相爱且相互支持的伴侣。
- ◎　我会去健身房，吃更健康的食物。
- ◎　我会花更多的时间和朋友们交流。
- ◎　我会生个孩子，建立自己的家庭。
- ◎　我会努力工作以获得晋升。
- ◎　我会专注于学习，以便能通过考试。
- ◎　我会积极地投入社区的活动。
- ◎　我会参观更多的美术馆、剧院和电影院。

一旦脑子中有了要考虑的事，就问问自己现在是否可以去做这些事。答案很可能是肯定的，因为在现实中没有什么能阻止你去做这些事。正是你给予了失眠力量，让你相信自己做不到。诚然，失眠会使人衰弱，然而即使是在感觉最低落的时期，你也可以选择以让生活朝着有价值的方向发展。这可能不能达到你所希望的飞跃，但即使是一小步，也能让你在失眠的困扰下向前迈进一大步。

采取行动

如果你真的想找回生活，那么现在是时候行动了。想一想在接下来的 24 小时里你能做哪些让自己更接近生活的重要的事情，然后行动。记住，事情越小越好。

发短信约朋友一起喝咖啡，带伴侣出去吃顿饭，上班前去健身房，和伴侣同床共枕，吃一顿健康的午餐，和孩子们在公园玩耍，去电影院看电影，帮助邻居，报名参加网上约会或线上课程。目标是每天至少做一件有益的事情，并把所做的每件事都记在日记里。

采取行动就好比推倒第一张多米诺骨牌，然后观察随之而来的一系列自动的小动作。很可能你已经非常不擅长睡好了，这是因为你重复了坏习惯。你现在要做的和以前完全一样，只是这一次你采取的行动会帮助重新充实生活，让你成为一个睡眠良好的人。

　　我发现，按照自己的价值观生活让我坚持了下去。当参加活动时，我有了成就感，而在过去我可能会有许多顾虑。而且我已经意识到，做得越多，我就越自信。这是我的人生，要由我来写剧本。

弗兰，英国

案例继续　帕特丽夏注意到，失眠严重打击了她的自信心。她说，她曾经是那么外向，总是乐于迎接挑战，但现在她质疑自己的能力，即使面对简单的任务也这样。她感到很矛盾，因为一方面她真的很想重回过去的生活，另一方面又怀疑自己是否有能力回去。我说，我的很多来访者都有同样的感觉。当你花了很长一段时间选择不去生活时，你就脱离了有效的练习。每天要做的事情，比如上班、照顾孩子、和好朋友见面，都会突然让自己感到难以承受。然后就很容易想逃跑、再逃跑，但你知道这不是解决的办法。

　　帕特丽夏每天都选择去做一些重要和有价值的事情，并且发现做得越多，一切就变得越容易。几个月后，当我和她交谈时，她说，当她意识到低自信只是车上的另一名乘客，虽然她不喜欢它在那里，但她可以决定是否让它来开车。从那一刻起，她找回了自己的生活，并发现每做一件小事，自信就恢复一点，睡眠也改善了。

　　失败是通往成功的指路牌。

C.S. 刘易斯

当失眠复发时

　　如果你努力完成了课程，你将重新开始享受正常的睡眠。精神上你会保持警觉、专注、自信，甚至对生活感到快乐。身体上，你感到轻松、精力充沛，随时准备迎接任何挑战。生活很美好，至少比失眠的时候好多了。你已经有一个晚上，一个星期或是一个月能好好睡觉了，你开始觉得已经成功了，不眠之夜已经结束了。

　　然后某一天晚上你醒了。大脑开始问能做些什么来恢复睡眠，希望能尽快把失眠消灭在萌芽状态。你尝到了正常睡眠的滋味，所以你准备全力以赴保住它。在绝望中，你开始挣扎，逃离那些发作的感觉。你的心开始怦怦直跳，胃开始"打结"，焦虑开始蔓延，大脑开始计算如果睡眠不好你将失去什么。正常睡眠似乎被打破了，失眠又回来了。等一下，事实是，即使你已经学会了正常睡眠，也并不意味着你就可以不失眠。注意，就算是睡眠正常的人也会失眠。

> **案例继续**　几个月后，帕特丽夏的睡眠有了很大的改善，她又重回了自己的生活。因此，她决定度假，这是她多年来为了改善睡眠而避免的事。她去了美国，和朋友们度过了愉快的假期。然而，当她回来的时候，像大多数人一样，经历了时差反应，导致她晚上睡不着。醒着躺在床上引发的震惊立刻带来了一波破坏性的想法，告诉她一切都会回到以前的样子，最糟糕的是，这引发了老朋友——焦虑和恐慌。显然，这是她最不愿意经历的事情，她很快就被试图控制睡眠的冲动所吞噬。第二天一大早我就接到她的电话，告诉了我一切，说她想回到度假之前的状态。她向我说明如何尝试使用我教她的所有工具，但都不起作用。
>
> 此时此刻，我知道帕特丽夏是被睡眠破坏问题缠上了，我的许多来访者在恢复睡眠质量期间都碰上了这种破坏。我向她解释，她所经历的一切都很正常，是时差引起的清醒状态触发了过去所有的恐惧。当我问"什么方法都没有用"是什么意思时，她意识到，为了不让糟糕的睡眠再次出现，她无意中开始使用从课程里学到的方法，试图再次控制而不是接受失眠。最终的结果是，她花了整个晚上与失眠作斗争，而不是仅仅因为时差而醒来。这段经历让帕特丽夏意识到，再次与糟糕的睡眠作斗争其实很容易，尤其是当你认为已经解决了它的时候。这也表明她内心深处仍然害怕失眠，并不愿意接受它进入生活。

大脑记得失眠

记住，大脑是思考的机器，它不断地把信息连接在一起，并把它们作为来预测未来或现在可能发生的事情的参考。正如第 1 周所描述的，拥有如此出色的问题解决机器是要付出代价的。如果相信并按照脑海中关于失眠的经历来行动，你会让自己几天都睡不着。理解这一过程不仅对学习如何自然睡眠至关重要，而且也提醒了自己要防止复发。

还记得第 1 周吗？当时我们指出，几乎每个人在一生中的某个时刻都会经历一两个糟糕的夜晚。工作问题、家庭纠纷、经济负担、时差甚至普通感冒等诱因都足以导致短暂的失眠。然而，对大多数人来说，一旦压力消除，睡眠就会恢复到原来的模式，因为大脑没有理由不这样做。

但对于正在康复的失眠患者来说，并不总是这样的，因为思维很难区分什么是正常范围的睡眠不佳，什么是失眠可能复发的威胁。这意味着，虽然糟糕的睡眠很可能几天就过去了，但大脑不可避免要问："如果这是失眠复发的开始呢？"再次强调，这并不是某种恶意的行为，而是大脑利用你好坏参半的睡眠史，来标记未来的任何潜在风险。

有时候，只需要稍加暗示，失眠就会被触发（图 5.2）。例如，如果失眠最初是由工作压力或怀孕等生活事件引起的，再次经历类似事件是可能的诱因。有时甚至睡得好也会让你想起睡不好，从而导致糟糕的睡眠再次出现。

具有讽刺意味的是，我会让一些人取消和睡眠学校的预约，以减少他们对糟糕睡眠的思考，避免破坏他们所谓的"好成绩"。可悲的是，众所周知，你所抗拒的都会持续下去，所以如果你继续担心会有糟糕的睡眠，就增加了它再次出现的可能性。

> 大脑会一直记住你糟糕的睡眠史，所以你比那些从来没有失眠过的人更有可能经历糟糕的睡眠。

当失眠的想法或现实突然出现时，选择如何行动决定了你是增大还是减小慢性失眠复发的可能性。如果你对此感到担心，那么回顾第 2 周和第 3 周的内容，提醒自己如何巧妙地承认它，但又不给予过多的关注，以免引起不必要的放大。像一个睡眠正常的人一样，把它当作一次性的事件。

在你觉得已经失去了一切，没有必要再读下去之前，请记住，仅仅因为有糟糕睡眠的记忆，并不意味着会不可避免地再次经历。还记得之前举的例子吗，一个人被狗咬伤后的行为决定了反应的强度和时长。因此，如果选择在未来避开所有的狗，你会有不感到害怕的短期利益，但会冒总是害怕狗的长期风险。相反，如果决定再次与狗接触，了解并非所有的狗都有攻击性，恐惧可能会减少。只有敞开心扉，接受睡眠有变得不好的可能性，你才能重新进入平静的睡眠状态。

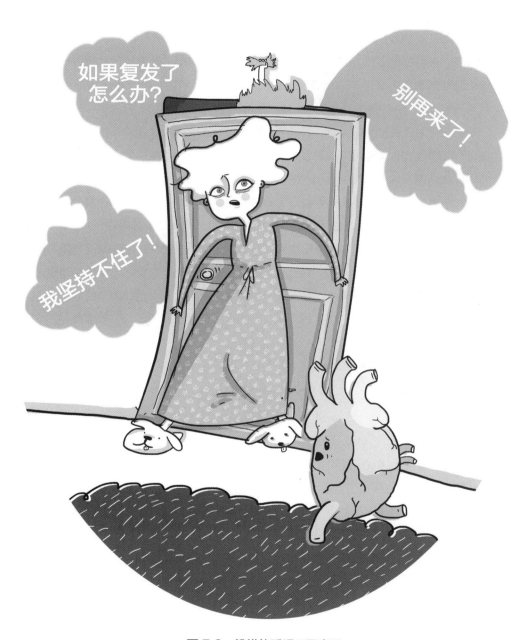

图 5.2 糟糕的睡眠又回来了

案例继续 帕特丽夏说，一想到"如果睡眠又不好怎么办"她身体里仿佛有一扇门被打开了，其他所有不想要的想法和感觉都出现了。突然间，她感到胃部一阵剧痛，心跳加速，肌肉紧绷，有种想要把它们都挡住的强烈欲望。她越想摆脱这种感觉，它们就变得越强烈，大脑就越会对事情将变得多么糟糕感到崩溃。她说自己对这些感觉和想法完全无能为力，但也无法阻止自己不断挣扎。

听到帕特丽夏说整晚都在与睡眠抗争，并感到很挫败，我便让她在脑海中重温这一晚。这一次，我想让她客观地大声地说出出现在她面前的一切。我用描述性的问题引导她检索，比如"什么东西出现了""这一切发生在身上的什么地方""情绪在干什么"等。她对这些技巧非常熟悉，所以就毫不犹豫地放慢了脚步并加以观察。

后来她描述了她之前和刚才做的事情之间的区别。她一下子就明白了，那一晚她所做的一切都是为了摆脱失眠，却很少接纳它。她惊讶地发现自己在妨碍睡眠上的投入有多大，而且她不愿意让自己去体验失眠，这也使她再次经历了更强烈的恐慌、沮丧和清醒。我告诉她，敞开心扉去体验失眠是让她睡个好觉的关键。

采取有效的行动

保持冷静，接受偶尔出现的糟糕睡眠是维护睡眠的关键，也是获得良好睡眠的最后一步。能够从失眠中长期恢复的患者是那些愿意放弃挣扎、关注并接受身心对失眠的反应的人。他们认识到，与失眠作斗争不仅累人，而且徒劳无功。他们明白，一个糟糕的夜晚并不一定意味着失眠复发。如果你已经有过一次失眠复发，并让它从头脑中消失了，那么恭喜你，因为这是恢复的基本过程，你正在进步。当睡眠糟糕时，你越善于关注和释放自己的反应，它们就越没有力量，你也就越接近睡眠正常的人。

你要像处理失眠一样处理失眠复发。下面是课程的概要，便于您在需要时检索。

接纳

失眠复发最常见的原因之一就是失去觉察。当开始睡得更好，生活不再围绕睡觉，你很容易停止练习关注。我常听到"一切都很顺利，所以我想我不需要练习"。你不需要每天练习几小时，但是少量的练习，比如当走在街上时关注你的感受，或者关注呼吸，就足以防止你再次陷入困境。你在这本书中学到的一切都是为了提高你对妨碍睡眠的事物的觉察力，而不是如何控制睡眠。温和的练习可以帮助你在过程中关注它们，帮助你选择如何回应，而不是妨碍睡眠。正念对生活的各个方面都会有所帮助。例如，如果你正在谈话，你注意到大脑在思考今晚是否睡觉，你就可以把注意力重新放在讨论上。同样地，当你在开会、健身、看电视或在剧院时，你想要充分体验当下做的事情时，正念都有帮助。如果你对"关注"练习已经不熟悉了，那就重读第 2 周的内容。

欢迎

欢迎可以让你为内心的想法、情感、感觉和冲动创造空间。它的特点是愿意体验、拥抱甚至和它们玩耍。这样做，你就向大脑传递了一个强有力的信息：你是安全的。这样一来，你就不太需要努力去避免、改变或摆脱它们，也就不会那么频繁地醒来，就可以节省宝贵的精力，重新把注意力放在生活上。

构建

除非打好地基，否则光盖房子没有意义；同样，除非已经建立了一个强有力的睡眠模式来帮助你，否则努力改善睡眠也没有意义。

这意味着要注意基本的问题，确保睡眠时长和时机是恰当的。当你晚上睡不好的时候，就会很容易回到以前那些没用的习惯中去，比如赖床来补觉，尽管你知道这会削弱第二天晚上的睡眠驱动力，并扰乱生物钟。如果你仍然不确定自己的睡眠模式，那么回顾第 4 周的内容。

如何表现的像睡眠正常的人

记住，要想成为睡眠正常的人，你必须要表现得像睡眠正常的人一样。

- 接受这样的事实：在你回到什么都不做之前，还有一些事要做。我知道这很令人沮丧，但我保证这是值得的。
- 创造轻松、灵活的睡眠方式，把睡眠当作日常生活的一部分，而不是世界运转的轴心。
- 放弃使用任何不必要的睡眠道具。
- 学会躺在床上休息，而不是半夜起床。
- 如果想创造一个让睡眠出现的环境，那么在这些方面取得平衡是很重要的，你要做足够的工作来促进睡眠，同时又不让它们成为困扰的焦点。
- 不要放弃一切：饮食要均衡，晚上要出去玩。

学会生活

现在是时候进入 5 周课程的最后阶段了：生活。我的失眠患者中，曾有人完成了这个课程后，突然获得了新生，决定在工作中努力升职，开始定期锻炼，并报名参加大学课程。他们感觉很棒，因为生活终于朝着想要的方向前进了。然而，重要的是要记住，康复并非一帆风顺。不可预见的事件将会出现并挑战你，偶尔的不眠之夜就是其中之一。

对另一些人来说，睡眠中的小插曲印证了最初的恐惧，他们发现自己在想"我就知道这种良好的睡眠不会持久"，跟着想法走会让他们很容易受到伤害。更糟糕的是，相比之前躲在回避的舒适圈里，现在他们觉得自己的情况更差，失去的东西更多。

如果是这样，不要完全放弃，而是灵活地暂时调整计划。这能让你巧妙地处理任何失眠问题，并让它尽快过去。例如，可以选择去散步而不是跑步，或者选择打电话给朋友而不是见面。不管怎样，按照想要的方式生活会点燃内心的自然的舒适感，它会转移到睡眠中。如果大脑知道周围的世界是安全的，你就更有可能睡好觉。

我和许多失眠患者一起工作过，有人选择放弃生活，试图与失眠作斗争。在任何情况下，这场斗争都是徒劳的，只会导致失眠的进一步发展，宝贵的生活也会受限。记住，你不能阻止自己有糟糕的睡眠，但可以决定给自己和生活带来多少损失。通过采取温和、不加评判和接纳的态度，你就会削弱它对你的控制力。

采取行动

俗话说，你可以把马带到河边，但不能强迫它喝水。在整个课程中，我们揭示了失眠是如何开始的，让你学会觉察和欢迎思想和身体中所有不想要东西，学习如何构建新的睡眠模式，以及现在你希望生活是怎样的。然而，除非你决定采取行动，否则这一切都是徒劳的。你可以遵循熟悉的控制和逃避的方法，尽管实际上没有帮助，但这可能仍然显得有吸引力或安全；或者，你也可以选择新的接纳和承诺的道路，在这条道路上，你愿意选择接受现在伴随失眠的生活，这样就可以大胆地向前迈进。

我衷心地希望现在你觉得有能力做出承诺，并一步步实现它。

我在睡眠学校学习了大约六个月，总体上取得了很大的成功。很显然，我认为自己已经解决了它，虽然不喜欢大声地承认，但我绝对有这样的想法。这很完美，因为相当紧张的一周工作即将到来，紧接着是特殊的假期，我当然想有最好的状态来面对这些，这意味着我要睡得好。

随着时间的临近，压力越来越大。我对完美睡眠的渴望，对我精心培养出来的东西的保护，都浮出了水面。当不可避免的恶性循环开始，我的睡眠开始瓦解，所有的工具都从盒子里出来了。渐渐地，我把它们都用上了。有时，我觉得就像在半夜里救火一样，我用一种又一种工具拼命控制睡眠。这样一来，这些工具完全失去了真正的用处。这对我不是什么新鲜事，因为是复发，所以只是一个要解决的新问题而已。

　　想要解决它的那种不耐烦的冲动仍然存在，直到我陷入低谷，直面现实：这是一场永远赢不了的战斗，唯一的办法就是放手。最终，我退后一步，观察当下的情况，并开始慢慢地练习"不做"。

克里斯汀，英国伦敦

继续前进

　　在完成睡眠学校的课程后，人们常说自己有失眠患者的特征，但现在睡得很好。这让我看到了很多进步的信息，因为这意味着他们接受了记忆库中存在失眠的事实，但也认识到这并不会决定他们的睡眠和生活方式。他们以娴熟的方式对任何持续的破坏做出反应，让大脑知道他们不再受到攻击，可以自然入睡了。重复这个过程可以降低失眠复发的频率和强度，直到它消失。

　　如果你想知道自己已经走了多远，那么回到开头，看看睡眠学校的失眠调查。你可以再次填写，也可以登录 www.thesleepschool.org 填写。

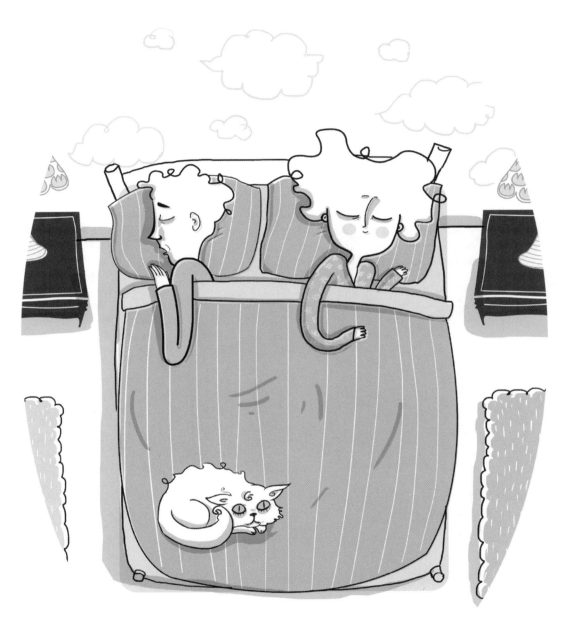

图 5.3　祝你睡个好觉

后记

> 以前我认为大脑是最重要的器官，直到我注意到这正是大脑告诉我的。
>
> —— 埃莫·菲利普

　　祝贺你！我希望你的睡眠有了长足的进步，现在可以更轻松地休息和睡觉了。毫无疑问，这不是你体验过最轻松的旅程，但它很可能是最棒的，因为没有什么比一夜好眠更好的了。

　　在这个课程中，你会发现，控制睡眠只会让你保持清醒。通过接纳和记录晚上呈现在思想和身体上的一切，你会重新获得能量和对生活的热情。即使当你想做的是打败它，也要去欢迎它。

　　如果你遵照课程，就会建立新的睡眠模式，自然地进入平静的睡眠状态。最后，你学会了重新开始更充实的生活。阅读本书，学着练习正念和接纳，将间接地使你和身体更自然靠近睡眠，而非强制地。

　　正念的接纳会让你慢下来，欢迎意味着安全，构建创造了坚实的基础，生活带来了满足。所有这些都能促进睡眠。

　　你现在的任务是继续生活，过睡眠正常的人的生活。如果偶尔晚上睡不好，那只意味着你现在已经恢复了正常睡眠，一个晚上不代表失眠复发。

　　如果你发现自己又躺在床上睡不着了，那就放松并接纳它，提醒自己过去几周所采取的行动。练习任何你认为有帮助的部分。

　　这里有一份清单，帮助确认你已经学了关键步骤。

第 1 周：通过了解失眠的风险、诱因、触发和放大因素来发现和理解失眠的原因。

第 2 周：拥有更多精力的第 1 步是停止挣扎，放手，简单休息。活在当下，接纳现实。

第 3 周：通过邀请所有出现在你思想和身体里的现象，来驾驭欢迎的力量。

第 4 周：表现得像个睡眠正常的人，建立健康的睡眠—觉醒周期。

第 5 周：把注意力放在生活上，你会睡得更好。坚持练习，这样即使失眠想要卷土重来，你也可以回到正轨。

如果你每周都阅读本书，无论是对睡眠还是余生，都会产生强烈而持久的影响。

如果你和其他完成了这个课程的人一样，又能睡个好觉了，那就好好享受吧，躺着，什么都不做，就像睡眠正常的人一样。

祝你长命百岁，幸福安康，夜夜好眠。

这是你应得的。

盖·梅多斯博士

附录
帮助睡眠的其他资源

免费的睡眠学校工作表

为了帮助您更好地使用这本书，你可以在 www.thesleepschool.org 下载各种免费的工作表、信息表和音频。

睡眠学校应用程序

要获得其他支持，可以下载睡眠学校应用程序，请登录 www.thesleepschool.org。它将带你了解睡眠学校的 5 周课程以及使用的支持性工具：正念减压法、教育动画以及未包含在本书内的音频和视频内容。

睡眠学校线下课程

如果你有兴趣参加其中的课程或研讨会，请访问 www.thesleepschool.org，了解未来的日期安排。

关于接纳和承诺疗法的图书

Steven C. Hayes and Spencer Smith, *Get Out of Your Mind and Into Your Life: The New Acceptance and Commitment Therapy*, New Harbinger Publications, Oakland, California, 2005.

相关网页

要了解更多关于接纳和承诺疗法的信息，请访问 www.contextualscience.org。

或者，可以观看接纳和承诺疗法动画：乔·奥利弗（Joe Oliver）的《动画隐喻》系列，片名为《不受欢迎的派对嘉宾》《船上的恶魔》和《公共汽车上的乘客》。

参考文献

[1] Hayes, S. C., Strosahl, K. D., and Wilson, K. G. (1999). *Acceptance and commitment therapy: An experiential approach to behavior change*. New York: Guilford Press.

[2] Spielman, A., and Glovinsky, P. (1991). The varied nature of insomnia. In P. Hauri (Ed.). *Case studies in insomnia*. New York: Plenum.

[3] Burch Vidyamala, (2008). *Living Well With Chronic Pain and Illness: The Mindful Way to Free Yourself From Suffering*. London: Piatkus.

[4] Gross C.R., et al. Mindfulness-based stress reduction versus pharmacotherapy for chronic primary insomnia: a randomised controlled clinical trial. *Explore*, New York, 2011, 7 (2): 76–87.

[5] Hölzel, B.K., et al. (2011). Mindfulness practice leads to increases in regional brain gray matter density. *Psychiatry Res.* 30; 191(1): 36–43.

[6] Gold, D. B. and Wegner, D. M. Origins of ruminative thought: trauma, incompleteness, nondisclosure, and suppression, *Journal of Applied Social Psychology*, 1995, 25: 1245–1261.

[7] Yoo, S.S., et al. The human emotional brain without sleep: a prefrontal-amygdala disconnect, *Current Biology*, 2007, 17 (20): 877–878.

[8] Walker, M. P. and Stickgold, R. Sleep, memory and plasticity, *Annual Review of Psychology*, 2006, 57: 139–166.

[9] Breslau, N., et al. Sleep disturbance and psychiatric disorders: a longitudinal epidemiological study of young adults.*Biol Psychiatry*, 1996, (39): 411–418.

[10] Lieberman, M. D., et al. Putting feelings into words: affect labeling disrupts amygdala activity in response to affective stimuli. *Psychological Science*, 2007, 18 (5): 421–428.